LEER LOSLATEN

Vrij je geest: de ultieme gids om te leren loslaten stopcontact

---

Christelle Chartier

Samenvatting

Voorwoord

Welkom bij deze reis naar de kunst van het loslaten. Als je dit boek hebt opengeslagen, komt dat waarschijnlijk omdat je, net als velen van ons, soms het gevoel hebt dat de wereld iets te veel op je schouders drukt. Of het nu gaat om werkstress, gezinsverwachtingen of gewoon de dagelijkse chaos, het moderne leven heeft de neiging ons te overweldigen. Maar wees gerust, je bent niet de enige.

Hier gaan we het hebben over loslaten, en ik bied je geen eenvoudige theoretische gids vol onbegrijpelijk jargon aan. Nee, dit boek is bedoeld als uw reisgenoot, een vriend die vriendelijk en eenvoudig tegen u spreekt, om u te helpen navigeren door de tumultueuze golven van het leven.

Stel je voor dat je deze pagina's leest alsof je met een vriend aan het chatten bent tijdens een kopje koffie. Samen verkennen we krachtige maar toegankelijke concepten, inspirerende korte verhalen en concrete oefeningen die je meteen kunt toepassen. Je hoeft geen expert op het gebied van persoonlijke ontwikkeling te zijn om te begrijpen en te gebruiken wat je hier vindt. Mijn doel is om dit zo duidelijk en aantrekkelijk mogelijk te maken.

Je vraagt je misschien af waarom loslaten zo belangrijk is. Welnu, laat me je een vraag stellen: heb je ooit dit gewicht op je schouders gevoeld, deze constante druk om alles onder controle te moeten hebben? Dat gevoel altijd alert te zijn, klaar om te reageren op de onophoudelijke eisen van de buitenwereld? We zijn er allemaal geweest. Maar stel je eens voor dat je diep kunt ademen en je lichter, vrijer en vrediger voelt. Dit is wat dit boek voor je kan doen.

Samen zullen we ontdekken hoe we ons kunnen losmaken van de dingen die ons belasten, hoe we de balans kunnen vinden tussen wat we kunnen beheersen en wat we moeten accepteren. Loslaten betekent niet dat je je verantwoordelijkheden opgeeft of verzaakt, maar eerder dat je leert vreedzamer, met meer duidelijkheid en vreugde te leven.

Daarom nodig ik je uit om te ontspannen, je geest en je hart te openen en samen met mij dit avontuur in te duiken. Samen zullen we de manier waarop u uw dagelijks leven leidt transformeren, waarbij we eenvoudige maar effectieve manieren vinden om de druk te verminderen en een harmonieuzer bestaan te omarmen.

Bedankt dat je met mij meegaat op deze reis. Klaar om aan de slag te gaan? Laten we gaan!

Invoering

Het begrijpen van het concept van loslaten is belangrijk. Vanuit psychologisch oogpunt betekent loslaten dat je niet vasthoudt aan het verleden of een bepaalde toekomstige situatie; het gaat over het loslaten van de controle en het erkennen dat er dingen zijn waar we geen controle over hebben. Door dit te doen, bevrijden we onszelf van het gewicht van het vasthouden aan wat onveranderlijk is.

Hoogstwaarschijnlijk bent u bekend met de veelgebruikte term 'loslaten'. Deze zin impliceert het opgeven van een bepaald soort controle die we over het algemeen uitoefenen over verschillende aspecten van ons leven. Het idee kan op meerdere manieren verder worden ontwikkeld en geïmplementeerd. Het is daarom belangrijk om de mogelijkheden te begrijpen en te bestuderen die ons kunnen helpen loslaten!

De daad van loslaten houdt, psychologisch gezien, in dat je het verlangen loslaat om elk hoekje en gaatje van ons bestaan te domineren. Het gaat erom te beseffen dat we geen almachtige controleurs zijn van alle gebeurtenissen of de acties van mensen jegens ons. Het dwingt ons om ons te concentreren op wat binnen onze controle ligt: onze gedachten, onze acties en onze reacties. Door deze daad bevrijden we onszelf van overmatige stress en angst , waardoor de weg wordt vrijgemaakt voor een omgeving die bevorderlijk is voor ontwikkeling en zelfontplooiing.

Het loslaten kan worden gezien als een krachtige uitdrukking van vrijheid. Het sluit aan bij het concept van vergankelijkheid dat gekoppeld is aan het begrip van de intrinsieke veranderlijkheid van alles wat bestaat. Wanneer we deze waarheid aanvaarden, kunnen we vrede vinden door onze greep op datgene waar we geen controle over hebben, los te laten. Loslaten heeft voordelen: het bevrijdt ons van het lijden dat we onszelf hebben aangedaan en opent ruimte voor nieuwe mogelijkheden in het leven.

Overgave, de kunst beheersen van het wegwerken van verouderde relikwieën die ons ervan weerhouden vooruit te gaan naar de toekomst: dit is de essentie van het leven. Of het nu gaat om wederzijdse afhankelijkheid, wrokgevoelens, verdriet, echtscheiding of roepingen als spiritualiteit, loslaten opent de weg naar een metamorfose naar een nieuwe fase. Het houdt ook in dat je jezelf bevrijdt van de omstandigheden en de altijd aanwezige sluier van onzekerheid herkent die elke dag omhult met een sprankje vertrouwen in wat ons te wachten staat. Dit voortreffelijke boekje vat de verschillende filosofieën achter 'loslaten' samen, schetst de struikelblokken die verspreid liggen op zijn pad, en somt de instrumenten op die het gemakkelijker maken om deze toestand te bereiken. Het biedt verschillende rituelen, met name voor echtscheidingen, die veel mensen voortdurend in hun kwaadaardige greep houden...

Als we afscheid nemen van wat geweest is, laten we de deuren van vele zegeningen in ons leven opengaan. We bevrijden ons eerst van de emotionele last die ons tegenhoudt, waardoor onze geest de kans krijgt om diep adem te halen en te ontspannen. Door vrijheid te vinden door ons lichter en vrijer te voelen van het verleden, kunnen we ons concentreren op het heden: momenten van geluk en vreugde koesteren zonder overschaduwd te worden door de geschiedenis. Door dit te doen openen we de deur naar nieuwe ervaringen en nieuwe relaties, waardoor we vanuit een ander perspectief opnieuw verbinding kunnen maken met onszelf. Loslaten onthult onze passies, onze dromen en onze ambities, zodat we ze opnieuw kunnen ontdekken, vrij van alle beperkingen die het verleden hen zou kunnen opleggen. Uiteindelijk is het bevrijdend om jezelf te bevrijden van de verwachtingen en het gewicht dat mensen vaak op je schouders leggen. We kunnen ervoor kiezen om ons leven op onze manier te leven, met aandacht voor wat echt belangrijk voor ons is.

Jezelf bevrijden van negatieve emoties betekent het verbreken van een band die ons aan ons eigen lijden en stagnatie bindt. Het is niet gemakkelijk, maar het is mogelijk. We kunnen het vermogen ontwikkelen om deze negatieve emoties los te laten op een manier die ons geen schade toebrengt, door onze emoties te leren herkennen en uiten; door mindfulness toe te passen in onze dagelijkse praktijk; door gedachten te herformuleren in de richting van positievere doeleinden; en de controle opgeven over de dingen die we niet kunnen veranderen. Loslaten is een kunst : leer het goed en zie hoe de lasten als ochtendmist verdwijnen.

Dit is met name een geleidelijk proces dat tijd en moeite vergt. De belangrijkste voorwaarde is het opgeven van negatieve gedachten en emoties. Door voor jezelf aanwezig te zijn door middel van mindfulness-meditatie, het gebruik van positieve affirmaties of het beoefenen van zelfzorg, kun je jezelf bevrijden van deze negatieve gedachten en emoties en vrede van binnenuit vinden.

Dit bevrijdingsproces is een reis, een leerkunst die niet van de ene op de andere dag plaatsvindt, maar die vruchten afwerpt. Het loslaten van negativiteit kan je naar sereniteit leiden door je bewust te zijn van je emoties en mindfulness te beoefenen: positieve affirmaties en vergevingsgezindheid. Oefen de kunst van het loslaten door middel van mindfulness en acceptatie.

Een effectieve methode om te onthechten is door je te concentreren op mindfulness en acceptatie te omarmen. Blijf aandachtig voor het huidige moment: erken je emoties zonder oordeel. Besef dat vasthouden aan het verleden toekomstige vooruitgang belemmert: vrede komt door acceptatie: een instrument van rust.

Omarm mindfulness: neem een moment de tijd om aanwezig te zijn en uw gedachten en gevoelens te erkennen zonder ze te beoordelen. Door mindful te zijn, kun je afstand nemen van je zorgen om de dingen in een rustiger en evenwichtiger licht te zien.

De handeling van het loslaten is vanuit filosofisch perspectief nauw verwant aan mindfulness. Dit laatste leert ons onze gedachten en emoties te observeren zonder kritische waarnemers te zijn; Het loslaten van deze negatieve patronen en gehechtheden biedt ons vrijheid. Door mindfulness krijgen we inzicht in onszelf en de vergankelijkheid van het leven; het kan ons helpen los te laten en bewust verder te gaan.

Loslaten is een uitdaging omdat het niet vanzelfsprekend voor ons is. We moeten eindeloos werken of blijven streven totdat we het doel bereiken. Het lijkt een beetje op het beheersen van de vaardigheid van het fietsen: je valt, staat weer op en volhardt met vastberadenheid.

Het doel van dit werk is meer dan alleen een handleiding of een reeks instructies om in de lezer te ontdekken wat resoneert in zijn eigen reis. Ik presenteer specifieke sleutels, stappen en hulpmiddelen voor succesvolle onthechting; het belangrijkste doel is echter om een proces in hem op gang te brengen. Niets kan geleefde ervaring vervangen; we kunnen een onbeperkt aantal boeken schrijven, maar we kunnen de lezer alleen naar de drempel van zijn eigen levensontmoetingen brengen. Als bepaalde aspecten van wat hij leest een snaar raken, moet hij stoppen met lezen en de tijd nemen om te voelen wat er in hem beweegt. In plaats van het haastig met woorden te verwoorden, moet zijn aandacht getrokken worden naar de sensaties die uit zijn wezen, geest en lichaam voortkomen door de opgeroepen emoties. Het is alleen dankzij dit spel van resonanties dat dit boek op een significante manier nuttig voor hem kan zijn. De echte uitdaging bij het schrijven van een boek over loslaten is dat de handeling de geest van de lezer niet op cognitief niveau voedt; het gaat ons begrip, onze rede en alle woorden of theorieën die we eraan verbinden te boven. Om deze onuitgesproken resonanties bij ieder individu op gang te brengen, provoceer ik de lezer met een groot aantal vragen door de hele tekst heen. Aan het einde van elk hoofdstuk neem ik praktische oefeningen op en deel ik scenario's uit het echte leven die verband houden met verschillende emoties, allemaal bedoeld om als wegwijzers te dienen voor een innerlijke reis naar zelfherkenning. Dit proces vereist veranderingen en metamorfoses die van binnenuit worden doorgegeven, waardoor elke persoon kan evolueren naar zijn ware essentie, zonder te verliezen wat hij intrinsiek is.

Het loslaten van een verleden en het betreden van de toekomst zijn geen gemakkelijke stappen, maar ze voeren je door gevarieerde landschappen. Zoals we in dit artikel hebben uiteengezet, kan het nemen van de volgende essentiële stappen je helpen je verleden los te laten en het leven op een nieuwe manier te zien, vrij van gehechtheid.

Verwelkom het gevoel van vrijheid en evolutie dat loslaten met zich meebrengt.

Het pad naar transformatie dat acceptatie impliceert en de contouren en diepte van angst kent, gaat over licht betreden en tegelijkertijd onze kwetsbaarheid en kracht herkennen. Kwetsbaarheid ligt in zwakte en angst; De kracht ligt in het opbouwen van een ondersteunend netwerk. Het zou nuttig zijn om te onthouden dat een nederlaag niet het tegenovergestelde is van succes, maar dat het er deel van uitmaakt: laten we het accepteren. Laten we deze reis ondernemen: de roep om bevrijding, vrijheid roept ons op om te beginnen waar we zijn, met wat we hebben, naar wat we willen zijn.

In termen van emotionele groei kan het loslaten van onze greep een transformatief proces zijn dat de weg naar vrijheid opent door onze greep op gehechtheden los te laten. Loslaten houdt onthechting in: van materiële bezittingen, van mensen die geen antwoord kunnen geven, en van overtuigingen die ons alleen maar beperken. Maar als we loslaten, creëren we ruimte voor nieuwe dingen, of het nu gaat om kansen of perspectieven, om zich in ons leven te manifesteren. In dit deel wordt op veelzijdige wijze gekeken naar het idee van loslaten; ze onderzoekt verschillende perspectieven die verschillende benaderingen en praktijken suggereren die jouw reis op dit pad naar bevrijding zouden kunnen vergemakkelijken.

Wanneer we loslaten, herwinnen we het vertrouwen en het zelfrespect. Het is een ware bevrijdingsreis om ons innerlijke zelf te laten stralen zonder de beperkingen van onze controlerende façades. De controle opgeven is een daad van geweld; Loslaten is een daad van vrijheid. Ontdek wat het werkelijk betekent om los te laten en vrij te zijn: bevrijd jezelf nu, zonder enige beperking.

Verschijning	Beschrijving	Waarom het ertoe doet	Hoe u aan de slag kunt gaan
Definitie	Loslaten betekent het loslaten van je mentale en emotionele greep op dingen waar je geen controle over hebt.	Helpt stress en angst te verminderen, bevordert innerlijke rust.	Word je bewust van wat ons weegt en accepteer het idee om jezelf ervan te bevrijden.
Voordelen	Vermindert stress, verbetert de geestelijke gezondheid, bevordert een betere concentratie, versterkt persoonlijke relaties.	Leef een evenwichtiger en rustiger leven.	Oefen mindfulness en meditatie.
Obstakels	Angst om de controle te verliezen,	Als u deze obstakels begrijpt,	Identificeer uw angsten en werk er

	emotionele gehechtheid, diepgewortelde gewoonten.	kunt u ze beter overwinnen.	geleidelijk aan om ze te verminderen.
Technieken	Meditatie, mindfulness, journaling, ademhalingsoefeningen, therapie.	Bied concrete hulpmiddelen aan om het loslaten te oefenen.	Integreer deze technieken in uw dagelijkse routine.
Concrete voorbeelden	Laat wrok uit het verleden los, accepteer onzekere situaties, delegeer taken.	Illustreer hoe je loslaten kunt toepassen in het dagelijks leven.	Begin elke dag met een kleine oefening, zoals het opschrijven van je gevoelens en het loslaten ervan.
Bronnen	Boeken, meditatie-apps , steungroepen, coachingsessies.	Bied extra ondersteuning en	Onderzoek en gebruik deze bronnen

		hulpmiddelen.	om uw praktijk te verdiepen.
Eerste stappen	1. Herken wat je stress geeft. 2. Accepteer dat niet alles onder controle is. 3. Oefen diep ademhalen.	Zorg voor een duidelijk stappenplan om aan de slag te gaan.	Volg deze stappen geleidelijk en noteer de veranderingen die u voelt.

Hoofdstuk 1

Loslaten begrijpen

Misvattingen over loslaten: Zijn er werkelijk concepten die schadelijker zijn voor de praktijk van acceptatie en verandering dan de algemene opvattingen rond de uitdrukking 'loslaten'?

Omarm de kunst van onthechting. Loslaten is een levensfilosofie die geworteld is in het loslaten van stress, het uitbannen van angst en het afscheid nemen van zorgen. Het houdt in dat je een positieve instelling koestert, jezelf bevrijdt van de ketenen van controle en impliciet vertrouwen stelt in je instinctieve vermogen om te acclimatiseren aan de contouren van de werkelijkheid. Ontdek de talloze voordelen die gepaard gaan met het adopteren van deze bevrijdende praktijk. Laten we ook eens kijken naar enkele oefeningen die het gemakkelijker maken om deze kunst van onschatbare waarde te leren en hoe deze uw dagelijks welzijn positief kan beïnvloeden.

De daad van loslaten houdt in de eerste plaats acceptatie en aanvaarding van verandering in – het vermogen hebben om de echte werkelijkheid waar te nemen zonder overweldigd te worden door een illusoire wereld waarin de gebeurtenissen zich precies ontvouwen zoals we ze ons hadden voorgesteld of gepland. Het houdt verder in dat we de controle over alle aspecten van ons leven opgeven in een poging onszelf te beschermen tegen naderende gebeurtenissen en te anticiperen op eventuele pijn of kwetsbaarheid. Uiteindelijk houdt loslaten in dat je je losmaakt van alle bronnen van kwelling die onze vooruitgang belemmeren en ons tegenhouden.

De handeling van het loslaten wordt gewoonlijk beschreven als een mystiek wondermiddel voor al onze innerlijke conflicten. Maar deze staat is niet gemakkelijk te bereiken: geen enkele stap mag als vanzelfsprekend worden genomen om deze te bereiken.

Erken verandering als een intrinsiek onderdeel van het leven.

Het leven is een eindeloze reeks veranderingen en groei; Je ertegen verzetten belemmert alleen maar de persoonlijke ontwikkeling en sluit de deur naar opwindende nieuwe mogelijkheden. Wanneer je met je zielsverwant aan een nieuwe reis begint, staat het achterlaten van wat je niet langer dient centraal bij het omarmen van verandering. Hier benaderen we dit radicale concept van acceptatie vanuit verschillende invalshoeken.

Het leven is vol veranderingen en er is geen houden aan. Elk moment dat we ervaren, vanaf het begin tot de geboorte, omringt ons met nieuwe ervaringen, problemen en openingen die onze evolutie in gang zetten en ons dwingen ons aan te passen aan de omgeving om ons heen. Maar hoewel verandering onvermijdelijk is, heeft het meestal een negatieve connotatie als het wordt geïntroduceerd met woorden als weerstand of angst. We hebben de neiging vast te houden aan wat we goed kennen en waar we ons prettig bij voelen, omdat we niet uit situaties willen stappen die ons gelukkig maken. Het ontwikkelen van een 'wijze kijk' op verandering kan je echter op een pad naar persoonlijke groei leiden: transformatie door een beter begrip van jezelf en de wereld om je heen.

Verandering is een constant onderdeel van het leven van ieder individu. Het kan vreugde en positiviteit brengen, of gezien worden als een uitdaging. Maar wat de aard van de verandering zelf ook mag zijn, het is van cruciaal belang om te begrijpen dat acceptatie een belangrijk onderdeel is van ons vermogen om vooruitgang te boeken en rust te ontdekken. Acceptatie houdt niet in dat je de situatie opgeeft of je eraan onderwerpt. Het gaat veeleer om het erkennen van de realiteit van wat er gebeurt en het vinden van een manier om daarop te reageren: om je aan te passen en te gedijen. In die zin wordt acceptatie een krachtig instrument dat ons in staat stelt om door de moeilijkste omstandigheden heen te komen, terwijl het ons de middelen geeft om onze toekomstige realiteit vorm te geven.

Herken wanneer je iets moet opgeven.

Begrijpen wanneer je moet toegeven is de sleutel. Indicaties dat het misschien tijd is om je grip op iets los te laten, zijn het voelen van stagnatie, het ervaren van negatieve emoties en het observeren van cyclische patronen in je leven. Als je bijvoorbeeld al jaren probeert een relatie te redden zonder positief resultaat, is het misschien tijd om het los te laten: de moeite is het gewoon niet waard.

Het kan moeilijk zijn om de tekenen te herkennen dat het tijd is om los te laten, maar het kan belangrijk zijn voor persoonlijke groei en welzijn. Het is van cruciaal belang om op je instinct te vertrouwen en jezelf op de eerste plaats te zetten: loslaten betekent niet opgeven; het kondigt eerder een nieuw begin en perspectieven aan. Onthoud: het herkennen van het feit dat het tijd is om iets los te laten, kan moeilijk zijn en is noodzakelijk voor persoonlijke groei. Loslaten betekent ruimte maken voor nieuwe ervaringen; geef niet op, maak ruimte.

Overgave betekent ook het opgeven van gedachten, opvattingen of een verhaal over je geschiedenis dat niet langer bij je past. Een baan die niet meer bij je past. We moedigen je aan om de overtuiging op te geven dat het leven voor je zal zorgen.

Tactieken om acceptatie te bevorderen en ons de toekomst in te stuwen.

Het ontdekken van nieuwe manieren om de draad door te snijden en een stap voorwaarts te zetten is de sleutel tot bevrijding, dus kies de beste oplossing. De opties zijn talrijk; ze variëren van mindfulness en meditatie, tot therapie of lichaamsbeweging, tot het bijhouden van een dagboek. Een ander goed idee is om onze leefruimte te bevrijden van onnodige objecten die alleen al door hun aanwezigheid energie wegnemen. We moeten positieve uitlaatkleppen voor onze emoties vinden om te evolueren naar een betere plek waar we ons momenteel emotioneel, psychologisch en zelfs fysiek bevinden.

Ten slotte kan het falen van stressbeheersingstactieken en effectieve loslaatstrategieën de zaken compliceren. Maar het is mogelijk om de kunst van het loslaten geleidelijk onder de knie te krijgen met oefening, geduld en doorzettingsvermogen.

Loslaten betekent niet dat je toegeeft aan traagheid; het vereist een heldere erkenning van onze uitdagingen, waarbij onderscheid wordt gemaakt tussen wat buiten onze controle ligt (en daarom moet worden geaccepteerd) en wat we proactief kunnen aanpakken. Loslaten betekent flexibiliteit en aanpassingsvermogen. Het vasthouden aan een vrome interpretatie van de werkelijkheid die overeenkomt met onze vooropgezette ideeën of verlangens leidt ons meestal op een doodlopende weg.

Zorg voor een positieve houding om elke transformatie te accepteren.

Om verandering als een bedreiging of angst te zien, moet je een visie aannemen van wat het zou kunnen zijn. Verandering kan gezien worden als een kans in plaats van gezien te worden als iets dat ten koste van alles afgewezen en ontkend moet worden, omdat het ons in staat stelt te groeien en te leren. We moeten ons perspectief hierop veranderen en verandering accepteren als de natuurlijke loop van het leven; Deze mentaliteitsverandering zal ons in staat stellen te beseffen dat er veel voordelen uit kunnen voortvloeien.

Het belang van het aannemen van een groeimindset om veranderingen te omarmen, kan niet genoeg worden benadrukt. Het is de overtuiging dat we het vermogen hebben om te leren en te groeien van alle ervaringen, zelfs moeilijke. Het hebben van een groeimindset stelt ons in staat ons te concentreren op wat mogelijk is in plaats van op wat onmogelijk is; het helpt ons kansen te zien in plaats van problemen. Sommige mensen beschouwen het verlies van hun baan bijvoorbeeld als een tragedie, maar anderen zien het als een kans om hun passie na te streven, een eigen bedrijf te starten of zelfs nieuwe loopbaantrajecten te ontdekken, wat aangeeft dat het ongepast zou zijn als iedereen die bij deze situatie betrokken is, treuren.

Omdat we ons bewust zijn van de impact van verandering, moeten we leren risico's te nemen voor onze eigen groei en een leven van betere kwaliteit te leiden. Door een groeimindset te koesteren en onze angsten onder ogen te zien, kunnen we ontdekken wie we werkelijk zijn. We moeten nieuwe dingen proberen en de onzekerheid omarmen die ons ervan weerhoudt ons volledige potentieel te bereiken. Grijp uw kans: accepteer verandering en laat u leiden.

Vergeving of loslaten leidt tot emotionele bevrijding. Wrok, wrok of pijnlijke herinneringen uit het verleden kunnen onze eigen groei en welzijn belemmeren. Maar als we deze negatieve emoties loslaten, bevrijden we onszelf van het anker dat ons tegenhoudt ; ruimte creëren voor genezing en positiviteit. Het vergeven van een kwaaddoener kan bijvoorbeeld resulteren in een enorm gevoel van innerlijke vrede en verbeterde relaties: een leegte die niet zou hebben bestaan als er geen vergeving had plaatsgevonden.

Het omarmen van verandering is de sleutel tot persoonlijke groei. Dit is echter makkelijker gezegd dan gedaan: het biedt ook een kans voor nieuwe ervaringen en nieuwe verbindingen. Benader het met open armen door je emoties te herkennen, jezelf in te zetten voor eigenliefde en een strategie te ontwikkelen; Je bewust zijn van het huidige moment en om hulp vragen bevordert een soepele overgang. Kortom, het accepteren van verandering heeft nooit te maken gehad met het loslaten van het verleden; het gaat veeleer over evolueren door los te laten wat je tegenhoudt.

Ruimte creëren voor persoonlijke evolutie en groei kan alleen worden bereikt als we bereid zijn los te laten. Om te kunnen bloeien moet een tuin worden gesnoeid; op dezelfde manier moeten we ons losmaken van wat onze groei belemmert om nieuwe kansen en ervaringen in ons leven mogelijk te maken. Dit kan gepaard gaan met het loslaten van verouderde overtuigingen of relaties die ons niet langer dienen, maar ook met het afscheid nemen van diepgewortelde gewoonten. Door verandering te verwelkomen, openen we de weg naar de onbekende mogelijkheden die ons te wachten staan en die bijdragen aan onze eigen ontwikkeling en evolutie.

Verschijning	Beschrijving	Waarom het ertoe doet	Hoe het toe te passen
Fundamenteel concept	Loslaten betekent het loslaten van de behoefte om alles onder controle te hebben en de dingen te accepteren zoals ze zijn.	Het verlicht stress en angst, waardoor u vrediger kunt leven.	Herken situaties die buiten onze controle liggen en oefen acceptatie.
Emotionele voordelen	Verminderde angst, verbeterd humeur, verhoogde veerkracht.	Bevordert een betere geestelijke gezondheid en emotioneel welzijn.	Oefen dankbaarheid en concentreer je op de positieve aspecten van het leven.
Veelvoorkomende obstakels	Angst voor het onbekende, emotionele	Het begrijpen van deze	Identificeer en daag beperkend

	gehechtheid, beperkende overtuigingen.	obstakels helpt om ze te overwinnen.	e overtuiging en uit.
Praktische methoden	Meditatie, mindfulness, ademhalingsoefeningen, dagboek bijhouden.	Geef concrete handvatten om los te laten.	Integreer deze praktijken in de dagelijkse routine.
Tekenen van vooruitgang	Gevoel van innerlijke rust, minder stress, beter omgaan met emoties.	Geef aan dat het loslaten effect begint te krijgen.	Noteer momenten van kalmte en helderheid en vier ze.
Concrete voorbeelden	Vergeef anderen, accepteer onzekerheden, delegeer verantwoordelijkheden.	Laat zien hoe loslaten in verschillende situaties kan worden	Oefen vergeving en laat wrok los.

		toegepast .	
Nuttige bronnen	Boeken, podcasts, meditatie-apps, steungroepen.	Bied extra ondersteuning en informatie.	Verken deze bronnen en neem op wat resoneert met jou.
Eerste stappen	1. Identificeer bronnen van stress. 2. Accepteer onzekerheid. 3. Oefen met bewust ademhalen.	Geef een duidelijke richting om te beginnen.	Voer deze stappen één voor één uit en observeer de veranderingen.

Hoofdstuk 2

Obstakels om los te laten

Het is van cruciaal belang om emotionele en psychologische barrières bij het loslaten te overwinnen.

Het idee van loslaten betekent psychologisch gezien dat we de angst onder ogen moeten zien om te verliezen wat we hebben of om in de steek gelaten te worden. Dit zijn emoties die diep geworteld zijn in onze levenservaringen en die teruggaan tot onze vroegste jaren; roept ons op om in onszelf te kijken en de gehechtheidspatronen die we hebben ontwikkeld te begrijpen. Op spiritueel niveau houdt dit in dat we erkennen dat relaties vluchtig zijn en dat ons geluk niet alleen gebaseerd is op externe verbindingen, maar ook afhangt van de mate van verbinding met ons innerlijke zelf.

Onthechting is moeilijk, maar wel noodzakelijk voor de eigen ontwikkeling. We kunnen onszelf bevrijden van wat ons niet in staat stelt te evolueren door geleidelijk emotionele gehechtheden te begrijpen, de effecten ervan te evalueren en aandachtig te blijven. Merk op dat het ervaren van verdriet voor een bepaalde periode oké is , het toont onze menselijkheid en ons vermogen om te veranderen.

Besef dat loslaten een gemoedstoestand is die evolueert, doorgaat en gevoeld wordt. Als we emoties ervaren, laten we ze dan niet analyseren. Laten we gewoon de tijd nemen om ze te voelen en onze gedachten te stoppen. Zie de angst voor verlies en de gehechtheid aan wat was. Op deze manier kunnen we de greep van deze elementen op ons zachtjes loslaten, al is het maar voor een korte tijd, om meer in harmonie met onszelf te zijn.

Voor iemand wiens voornaamste zorg het verliezen is van wat hij al heeft, is het essentieel om nieuwsgierigheid te tonen naar slecht ontworpen grenzen en hem gerust te stellen over wat hem het meest afschrikt, en wat voor hem belangrijk is. Je moet je woorden zorgvuldig kiezen en geldige argumenten aandragen om aan te tonen dat een serieuze relatie niet gelijk staat aan gevangenschap.

De grootste angst die ons ervan weerhoudt los te laten, is vaak het idee onze identiteit te verliezen. We zijn zo gehecht aan bepaalde rollen, relaties of overtuigingen dat we bang zijn dat we onszelf niet zullen herkennen als we ze opgeven. Paradoxaal genoeg kan loslaten een manier zijn om te ontdekken wie we werkelijk zijn. Omdat we, door onszelf te bevrijden van deze sociaal opgelegde of zelfopgelegde labels en verwachtingen, mogelijk de essentie van ons pretentieloze wezen kunnen ontdekken en zo een vervullender leven kunnen leiden.

Mannen leven feitelijk in het verleden en visualiseren hun toekomstige relaties op basis van wat ze met hun ex-partners hebben meegemaakt.

Controle, als verdedigingsmechanisme, heeft tot doel onze psychologische gezondheid te beschermen. Hoewel de behoefte aan controle intrinsiek en essentieel is, kan te veel controle echter contraproductief of schadelijk zijn voor ons welzijn. Er zijn bepaalde principes die verweven zijn met de structuur van onze menselijkheid en die dienen als barrières voor onze illusie van controle.

Beheer uw emoties, uw tijd, uw relaties en zelfs uw lichaam: dit gedrag is geruststellend in een wereld die als onvoorspelbaar en eng wordt ervaren. De behoefte aan controle legt echter meer onze kwetsbaarheden bloot dan onze mogelijkheden. Het slokt een groot deel van onze levenskracht op in de onbekende diepten van verlatenheid.

Omarm verandering en het onbekende, want het is essentieel om te erkennen dat hoe meer we de nadruk leggen op controle, hoe meer we ons probleem verbeteren, waardoor we het voeden via oorzaak en gevolg, wat op zijn beurt de groei ervan voedt.

Het introduceren van een nieuwe situatie houdt in dat je in het rijk van het onbekende duikt en daarom angst met open armen verwelkomt: angst voor fouten, angst om te falen, enz.

Er zijn momenten waarop transformaties onvrijwillig en buiten onze wil ons leven binnenkomen, of het nu gaat om het vertrek van een baan die ons ooit heeft verankerd, het einde van een relatie die bepalend is geweest, of de onverbiddelijke oproep om alles wat we hebben gekend op te geven. Je onderwerpen aan deze omstandigheden betekent dat je hun komst met open armen erkent; het aanpassen van ons handelen of onze perspectieven, maar ook de contouren van onze essentie als reactie op deze metamorfose. Dit is hoe we onze visie kunnen herijken en kracht kunnen putten uit wat lijkt op schaduwen die spelen op de muren van kansen.

Maar verandering kan angstaanjagend zijn: het veroorzaakt angst bij ons en zet ons ertoe aan maatregelen voor zelfbehoud te nemen. Verandering houdt in dat we onbekende gebieden betreden waar twijfel op een ongemakkelijke manier in ons op de loer ligt. Toch kan deze angst worden gezien als een baken dat onaangeboorde bronnen van talentontwikkeling belicht: een kans die we moeten grijpen. En hoe verder? Een uitlaatklep vinden voor deze talenten die niet alleen ons, maar ook anderen beloont. Coaching wordt zo een hulpmiddel om in je emotionele domein te duiken, deze tumultueuze golven te begrijpen en te temmen en tegelijkertijd emotionele intelligentie te verwerven.

Cultiveer zowel zelfcompassie als acceptatie.

Zelfcompassie fungeert als een essentieel middel bij het bevorderen van zelfacceptatie. Door onze onvolkomenheden te erkennen, zijn we aardig voor onszelf, wat zelfcompassie bevordert. Laten we, in plaats van te veroordelen of fouten te vinden, ervoor kiezen onze emotionele steun te zijn en onszelf te accepteren zonder oordeel over wie we zijn.

Om zelfcompassie te oefenen en zelfliefde te bevorderen, moet je elke dag mediteren, je overwinningen en je kwaliteiten noteren. Wees mindful, want het verbindt je met je gevoelens. Neem deze drie oefeningen langzaam op in uw dagelijkse routine.

Emotioneel welzijn is een andere vrucht van het beoefenen van zelfcompassie en zelfacceptatie. Wanneer we onszelf compassie bieden, vergelijkbaar met wat we aan een geliefde zouden aanbieden, helpt het onze geest te kalmeren en ons hart te kalmeren. We verzamelen onze kracht als we geconfronteerd worden met de uitdagingen van het leven, omdat we weten dat wat er ook gebeurt, we er nog steeds zijn. Het leven heeft controle nodig, maar belangrijker nog, het heeft ondersteuning nodig: laten we er hoe dan ook voor elkaar zijn.

Controle dient als een verdedigingsmechanisme gericht op het behoud van onze emotionele gezondheid. Maar ook al is de behoefte aan controle diep in ons geworteld, de extremen ervan kunnen averechts werken en meer kwaad dan goed veroorzaken. Er zijn bepaalde principes die inherent zijn aan het mens-zijn en die een barrière vormen voor onze illusies van controle.

Reguleer uw emoties, uw tijd, uw verbindingen, uw fysieke vorm. In een onstabiele wereld die als beangstigend wordt ervaren, is deze houding geruststellend. De drang naar controle legt echter meer onze kwetsbaarheden bloot dan onze capaciteiten en neemt een aanzienlijk deel van onze levenskracht in beslag.

Het wordt daarom noodzakelijk om toe te geven dat hoe meer we volharden in het verlangen naar controle, hoe meer lagen we aan ons probleem toevoegen en bijgevolg hoe meer we het voeden, wat leidt tot de uitbreiding ervan. 'Hoe meer we onze waardering cultiveren, onze dankbaarheid voor wat we hebben en wat we doorstaan, hoe gemakkelijker het is om het op te geven.'

Obstakels	Beschrijving	Waarom is het een obstakel?	Hoe je het kunt overwinnen
Angst voor het onbekende	Angst voor wat er zou kunnen gebeuren als we de controle verliezen.	Voorkomt het nemen van risico's en het ontspannen.	Oefen mindfulness en focus op het huidige moment.
Emotionele gehechtheid	Moeilijkheden om zich los te maken van relaties, objecten of situaties.	Veroorzaakt angst en stress door het onderhouden van ongezonde verbindingen.	Ontwikkel dankbaarheid en leer herinneringen waarderen zonder eraan vast te houden.
Beperkende overtuigingen	Vooropgezette ideeën over wat nodig is om gelukkig of succesvol te zijn.	Beperkt mogelijkheden en blokkeert persoonlijke groei.	Identificeer en daag deze overtuigingen uit, neem een groeimindset aan.
Behoefte aan controle	Moet alles organiseren en beheren om zich	Genereert stress en voorkomt flexibiliteit.	Oefen met delegatie en accepteer dat niet alles onder controle kan worden gehouden.

	veilig te voelen.		
Angsten en zorgen	Bezorgdheid over mogelijke negatieve gevolgen.	Verstoort de innerlijke rust en veroorzaakt voortdurend leed.	Doe ademhalingsoefeningen, mediteer en concentreer je op de positieve aspecten.
Perfectionisme	Verlangen dat alles perfect en foutloos is.	Zorgt voor frustratie en teleurstelling.	Accepteer imperfectie als een integraal onderdeel van het leven en stel realistische verwachtingen.
Gebrek aan zelfvertrouwen	Twijfel aan zijn vermogen om met onvoorziene situaties om te gaan.	Voorkomt dat je moedige beslissingen neemt en loslaat.	Versterk het zelfvertrouwen door positieve affirmaties en kleine successen.
Diepgewortelde gewoonten	Herhaaldelijk en rigide gedrag en gedachten.	Moeilijk te veranderen en te overwinnen.	Introduceer geleidelijk nieuwe routines en oefen geduld.
Externe invloeden	Sociale, familiale of professionele druk.	Creëert een afhankelijkheid van de goedkeuring van anderen.	Leer je eigen grenzen te definiëren en te respecteren, zeg nee als dat nodig is.

Hoofdstuk 3

De voordelen van loslaten

Leer over bevrijding en wat het betekent.

Het beseffen van de betekenis van bevrijding en vrijspraak is een krachtig wapen in het proces van onze reis van zelfontdekking, die ons naar persoonlijke groei leidt. Wanneer we ervoor kiezen om onszelf te bevrijden van negatieve aspecten en onszelf en anderen op een bewuste manier te vergeven, openen we ruimte voor positieve transformaties die onze toekomst beter zullen maken. Laten we dus vrijheid en vergeving beschouwen als een integraal onderdeel van genezing; laten we dit nemen als de eerste stappen op ons pad naar metamorfose.

Twee krachtige concepten: vrijlating en vrijspraak. Ze zijn gekoppeld aan het vinden van innerlijke vrede en het loslaten van deze emotionele lasten. Hoe onbekend ze ook mogen lijken, hun wortels liggen diep in persoonlijke groei en zelfontwikkeling, en dat is waar we ons zullen wagen aan een analyse van deze termen: bevrijding en vrijspraak. Het belangrijkste doel zou zijn om te begrijpen wat ze inhouden . Niettemin kan het implementeren van dergelijke praktijken, ook al is het onorthodox, tot positieve veranderingen in ons leven leiden.

Bevrijding kan subjectief zijn; iedereen vat het op zijn eigen manier op. Voor sommigen kan bevrijding betekenen dat ze hun angsten en onzekerheden overwinnen en zichzelf bevrijden van zelfopgelegde beperkingen die hun persoonlijke groei belemmeren. Anderen zoeken vrijheid van giftige relaties of ongezonde gewoonten die hun vermogen om vreugde te voelen en te gedijen belemmeren. Het bereiken van persoonlijke bevrijding vereist een eerlijke innerlijke blik, een diep zelfbewustzijn en het vermogen om los te komen van die gebieden die we comfortabel hebben gemaakt, maar die ons verstikken. Het komt neer op het aangaan van de uitdagingen die op ons pad komen. Bereid zijn is een keuze die je moet maken.

Wees niet langer een gevangene van je trauma's uit het verleden en de overtuigingen die je tegenhouden.

Een andere manier om jezelf volledig van deze overtuigingen te ontdoen is door iets te doen waar je bang voor bent: uit je comfortzone stappen. Alleen als u actie onderneemt, zult u beseffen dat dit de enige echte therapievorm is die vooruitgang in de toekomst bevestigt. Stel kleine doelen: vind manieren om ze te bereiken, zelfs als er factoren zijn die verlammend lijken.

Ontsnappen aan de ketenen van beperkende overtuigingen is nooit een gemakkelijke taak. Het vergt inspanning en moed om diep over jezelf na te denken. Door te weten waar deze overtuigingen vandaan komen, de geldigheid ervan in twijfel te trekken, jezelf positief te bevestigen, om hulp te vragen, maar vooral door passende actie te ondernemen zonder achterom te kijken, kun je uit de weg gaan. Elimineer de zelfopgelegde barrières die u ervan weerhouden uw volledige potentieel te realiseren. Accepteer dergelijke handelingen in plaats daarvan als onderdeel van het proces en wees waakzaam. Observeer hoe nieuwe deuren voor je opengaan zonder enige verwachting van wat daarachter verborgen kan zijn. Er zijn nieuwe mogelijkheden voor je beschikbaar, die de weg openen naar onontdekte gebieden die zonder deze durf nooit mogelijk zouden zijn geweest. Er zijn momenten waarop we niet kunnen wachten tot de motivatie ons raakt, maar we moeten eerst in beweging komen en het momentum zijn eigen motivatie laten creëren!

Individuen die zich alleen kunnen bevrijden van hun beperkende overtuigingen en op hun intuïtie kunnen vertrouwen, zijn in staat zich door het leven te laten verleiden. **Omarm verandering en stap uit comfortzones.**

Er schuilt een vrijheid in het accepteren van verandering die ons bevrijdt van eentonige cycli en ons ertoe brengt nieuwe richtingen te vinden. Herinner je een keer dat je uit je comfortzone stapte en iets anders probeerde dan wat je gewend was: misschien heb je de keuze gemaakt om een onbekende hobby op te pakken of onontgonnen carrièrepaden te volgen. Door onzekerheid te omarmen, creëer je ruimte voor nieuwe ervaringen, gevarieerde perspectieven en diverse mogelijkheden om zich aan jou te presenteren. Verandering heeft het potentieel om te fungeren als een stimulans voor persoonlijke ontwikkeling en zelfrealisatie: het dwingt ons om onszelf uit te dagen, onze grenzen te overschrijden en uiteindelijk ons optimale potentieel te bereiken.

Houd er rekening mee dat aanpassingen niet altijd gemakkelijk zijn en dat u mogelijk uw comfortzone moet verlaten. Door verandering te omarmen, kun je echter een voorspoedig leven omarmen. Neem een moedige stap zonder achterom te kijken: stel uw doelen en grijp de betovering.

Onderneem moedige actie: laat angst of onzekerheid uw vooruitgang niet belemmeren; neem moedige stappen en neem gedurfde beslissingen, zelfs als dit betekent dat u uit uw comfortzone moet stappen. Geloof in jezelf, vertrouw op je capaciteiten en je intuïtie: laat ze je begeleiden naar je ambities.

Verbeterd mentaal en emotioneel welzijn: Jezelf bevrijden van negatieve emoties en gedachten kan leiden tot verminderde niveaus van stress en angst; het helpt ons ons te concentreren op het huidige moment en een positieve kijk op het leven te krijgen.

Bij stressmanagement is ontspanning ook een essentieel element. Het vasthouden aan negatieve emoties of het vasthouden aan dingen waar we geen controle over hebben, kan leiden tot chronische stress en situaties waarin we ons hulpeloos voelen. Door de beoefening van het loslaten onder de knie te krijgen, verminderen we onze stressniveaus en ontdekken we dat innerlijke vrede veel gemakkelijker te cultiveren is.

Bovendien wijst onderzoek uit dat er aan het eind van de behandeling een opmerkelijke vermindering van angst, depressie en innerlijke spanning optreedt, evenals een optimalisatie van het gevoel van welzijn en de kwaliteit van de slaap. Deze positieve ontwikkelingen zijn op de middellange termijn duidelijker zichtbaar. Resultaten op de korte termijn duiden verder op een statistisch verband tussen het opgeven van controle en het ervaren van een grotere pijnverlichting .

Hoe eerder patiënten hun controle loslaten, hoe duidelijker en duurzamer de resultaten verschijnen.

Pas je aan de uitdagingen van het leven aan.

Het is een voortdurend proces dat van ons vereist dat we onze vindingrijkheid en inventiviteit ontwikkelen. Door verandering te verwelkomen, vasthoudendheid en zelfcompassie te cultiveren , hulp te zoeken bij andere mensen of middelen, en een groeimindset te koesteren, zijn we in staat om beproevingen als overwinnaars te overwinnen en op zichzelf betere individuen te worden. Houd altijd in gedachten dat het bij deze uitdagingen niet gaat om ons te maken tot wie we zijn, maar eerder om ons te vormen tot wie we op ons best kunnen zijn.

Het vermogen om uitdagingen het hoofd te bieden en op moeilijkheden te reageren is een essentiële levenskwaliteit. Veerkracht helpt ons in de eerste plaats. Het wordt gecreëerd door de ontwikkeling van zelfbewustzijn, sterke sociale relaties, realistische en optimistische perspectieven, duidelijke doelen, stressmanagement en aanpassingsvermogen met dankbaarheid. Denk nooit dat veerkracht inherent is; onthoud dat het in de loop van de tijd kan worden ontwikkeld als een vaardigheid door oefening! Begin vandaag nog met het werken aan uw herstellende vaardigheden en u zult in elke fase van uw reis evolueren naar een sterker individu.

Een van de meest essentiële vaardigheden die we nodig hebben om onze emotionele gemoedstoestand in het leven onder ogen te kunnen zien en te beheersen, is veerkracht. Veerkrachtig zijn betekent het vermogen hebben om te herstellen van tegenslagen, zich aan te passen aan veranderingen en in staat te zijn om met stress om te gaan. Het gaat niet om wegblijven of doen alsof moeilijke situaties niet bestaan; we moeten een mentale houding ontwikkelen en vaardigheden verwerven zoals probleemoplossende mechanismen die helpen effectief om te gaan met elke vorm van negativiteit die zich aan ons voordoet. In dit deel kijken we naar veerkracht, wat het inhoudt, en stellen vervolgens praktische manieren voor waarop deze kan worden opgebouwd en versterkt.

Verbeterde verbindingen tussen mensen.

Het beoefenen van het gezamenlijk definiëren van individuele ambities, dromen en uitdagingen kan een interessant bindingsritueel voor dierbaren blijken te zijn. Het vermogen om met empathie te luisteren en de situatie van iemand anders te begrijpen, is net zo belangrijk als het geven van tijdig advies of emotionele steun en aanmoediging. Wanneer mensen actief betrokken zijn bij de persoonlijke groei van hun partner, worden relaties gevoed; het geeft ook aanleiding tot een gevoel van eenheid. Elke handeling die we uitvoeren, resoneert door de eeuwigheid heen.

Tijdens onze reis komen we veel relaties tegen die grotendeels van invloed zijn op hoe we het leven ervaren en hoe we persoonlijk groeien. Maar net als al het andere in deze wereld hebben relaties ook een vervaldatum. Het lijkt misschien ontmoedigend om erover na te denken, maar het bereiken van deze organische metamorfose is essentieel voor zowel onze emotionele gezondheid als onze individuele evolutie.

Door deel te nemen aan gedeelde hobby's kan de band met anderen worden versterkt en blijvende indrukken worden achtergelaten. Of het nu gaat om samen koken, wandelen, danslessen volgen of zelfs als team bordspellen spelen: het ondernemen van activiteiten die alle deelnemers leuk vinden bevordert de eenheid en zorgt ervoor dat de geweven band sterker wordt. Dergelijke tradities bieden mogelijkheden waarin mensen elkaar kunnen onderwijzen, samenwerken en unieke ervaringen kunnen creëren die nog jarenlang zullen worden gekoesterd.

VOORDELEN	BESCHRIJVING	WAAROM HET NUTTIG IS	HOE HET TE BEREIKEN
STRESSVERMINDERING	Vermindering van mentale en fysieke spanning.	Zorgt ervoor dat u zich rustiger en evenwichtig er voelt.	Oefen regelmatig met meditatie en mindfulness.
VERBETERDE GEESTELIJKE GEZONDHEID	Minder angst, depressie en emotionele uitputting.	Bevordert een positieve en veerkrachtige mentaliteit.	Raadpleeg een therapeut, doe diepe ademhalingsoefeningen.
VERHOOGD ZELFVERTROUWEN	Het versterken van de perceptie van iemands capaciteiten.	Hiermee kunt u gedurfdere en beter geïnformeerde beslissingen nemen.	Stel kleine doelen en bereik ze geleidelijk.
GEZONDERE RELATIES	Betere communicatie en minder conflicten.	Creëert diepere, authentiekere verbindingen met anderen.	Oefen actief luisteren en vergeven.

BETERE KWALITEIT VAN LEVEN	Meer vreugde, voldoening en dankbaarheid.	Maakt het dagelijks leven leuker en zinvoller.	Houd een dankbaarheidsdag boek bij en concentreer u op de positieve kanten.
MENTALE HELDERHEID	Helderdere gedachten en minder mentale rommel.	Vergemakkelijkt het nemen van beslissingen en het oplossen van problemen.	Oefen met het bijhouden van een dagboek en orden uw gedachten.
VERSTERKING VAN DE VEERKRACHT	Verbeterd vermogen om met uitdagingen en mislukkingen om te gaan.	Helpt u sneller en effectiever terug te stuiteren.	Neem een positieve houding aan wanneer u met moeilijkheden wordt geconfronteerd en leer van mislukkingen.
PERSOONLIJKE ONTWIKKELING	Ontwikkeling van iemands potentieel en passies.	Leidt tot een leven dat beter aansluit bij iemands waarden en ambities.	Ontdek nieuwe activiteiten en stel persoonlijke doelen.
INNERLIJKE RUST	Gevoel van vrede en	Creëert een staat van harmonie en	Beoefen meditatie, gebed en breng tijd door in de natuur.

	tevredenheid.	innerlijk welzijn.	
VERBETERDE PRODUCTIVITEIT	Meer concentratie en efficiëntie bij taken.	Hiermee kunt u meer bereiken met minder stress.	Geef prioriteit aan belangrijke taken en vermijd multitasking.

Hoofdstuk 4

Technieken om los te laten

Accepteer de behoefte aan bevrijding.

We zijn verplicht onszelf te bevrijden wanneer we geconfronteerd worden met bepaalde belangrijke gebeurtenissen in het leven: een ongeval, ziekte, ontslag, enz. Het is echter ook mogelijk om kleine dagelijkse oefeningen, ook al zijn deze misschien alledaags, los te laten.

Bevrijding is daarom een daad van geloof. Het houdt in dat we onze grenzen herkennen, anderen waarderen in hun uniciteit en de confrontatie aangaan met wat hier en nu voor ons ligt. Laten we, om deze staat van loslaten te ontdekken, stoppen met het verlangen naar perfectie.

Concluderend betekent het opgeven van de controle dat we de realiteit accepteren, zelfs als deze afwijkt van onze wensen. Het is weerstand die tot pijn leidt; en weerstand is de weigering om de realiteit te accepteren. Het accepteren van de realiteit kan de sleutel zijn tot loslaten.

Het gaat erom dat je hier en nu aandacht hebt voor jezelf en je omgeving. Mindfulness-meditatie helpt je los te laten door niet te oordelen of te reageren; het helpt om rust te vinden in jezelf en ook bij de mensen om je heen. De praktijk bevordert een harmonieuze relatie met uzelf en de mensen om u heen, zoals de leden van uw team.

Meditatie is een waardevol hulpmiddel bij het ontwikkelen van mindfulness. Er zijn echter maar weinig mensen die weten hoe ze dit effectief in hun dagelijks leven kunnen integreren. Het bevordert stressvermindering en mentale rust en voedt tegelijkertijd de kunst van het loslaten, essentieel voor het verkrijgen van perspectief op onvoorziene gebeurtenissen of stressvolle omstandigheden. In het praktische deel van deze workshop maak je kennis met verschillende technieken: kies degene die je het meest aanspreken, zodat je jezelf kunt verankeren in het huidige moment.

Het beoefenen van mindfulness-meditatie is een manier van loslaten. Dit betekent dat je zonder oordeel aandacht besteedt aan al je gedachten, gevoelens en sensaties in het lichaam. Het is vooral handig als je jezelf niet langer onder controle houdt, omdat oefeningen zoals aandachtig ademhalen of bodyscannen je bewust maken van je aanwezigheid in de mentale training, terwijl je afstand houdt van externe gedachten die je zouden kunnen afleiden. Ze kunnen ook worden gerekend tot de effectieve ontspanningstechnieken die gericht zijn op het verlichten van druk, hoewel dergelijke voorbeelden onbeduidend lijken. Zoek elke dag een paar minuten waarin u comfortabel kunt zitten met uw ogen dicht; Concentreer u vervolgens op hoe u ademt, waarbij u elke stroom van in- en uitademingen opmerkt, terwijl u voorkomt dat passerende gedachten zich aan uw gemoedstoestand blijven hechten.

Deze regelmatige training helpt bij het ontwikkelen van kalmte en innerlijke rust, wat ook de ontspanning tijdens dagelijkse activiteiten bevordert.

Ademhalingsoefeningen: Pranayama, een Indiase praktijk, helpt het concentratieniveau te verhogen, terwijl het lichaam van zuurstof wordt voorzien en een rustige gemoedstoestand behouden blijft. Een goede ademhaling helpt ook om stress te verlichten. Wanneer u met veel stress te maken heeft, kunt u door verschillende ademhalingsmethoden te gebruiken, u beter voelen en het parasympathische systeem van uw lichaam ontspannen.

Terwijl je je bezighoudt met deze verschillende oefeningen die ik je aanbeveel, vergeet dan niet om al je aandacht op je ademhaling te richten. Maak je geest vrij van ongewenste gedachten en cultiveer innerlijke vrede. In de meeste gevallen zijn een paar minuten voldoende om je opnieuw te concentreren, rust te vinden en eventuele spanning los te laten.

Het herhalen van positieve affirmaties kan een krachtig effect hebben op uw mentaliteit en algehele welzijn. Hier is een eenvoudige techniek om uw ademhalingsbewustzijn te verbeteren als onderdeel van deze oefening: Raak gewoon uw handen aan de bovenkant van uw buik terwijl u ademt. Adem diep in door je neusgaten, zodat je longen zich met lucht vullen terwijl je je maag als een ballon uitzet. Laat vervolgens de lucht langzaam door uw mond ontsnappen, waarbij u uw maag geleidelijk samentrekt totdat alle lucht uit uw longen is verdreven. Probeer deze lege ruimte een paar ogenblikken vast te houden voordat u nogmaals diep ademhaalt. Begin door beide handen op uw buik te plaatsen. Haal diep adem om het bewustzijn te vergroten en extra resonantie te creëren tijdens deze oefening van het herhalen van positieve affirmaties.

Positieve affirmaties zijn zinsneden of uitdrukkingen die we keer op keer tegen onszelf herhalen om een positieve overtuiging te versterken of een positieve mentale houding te ontwikkelen. Hun doel is om onze geest te herprogrammeren: onze perceptie en onze manier van denken te veranderen.

1. Zelfvertrouwen wordt ontwikkeld door middel van positieve affirmaties, die tot doel hebben ons te herinneren aan onze eigen kwaliteiten en capaciteiten. Wanneer we affirmaties herhalen die ons aan onze sterke punten herinneren, geven we onszelf het duwtje dat we nodig hebben om op onze capaciteiten te vertrouwen en ons zelfverzekerd genoeg te voelen om dienovereenkomstig te handelen, waardoor ons gevoel van eigenwaarde wordt vergroot.

2: Zorg voor een positieve mindset. Positieve affirmaties helpen ons een positieve kijk te krijgen op de uitdagingen die het leven met zich meebrengt. Door het voortdurend reciteren van affirmaties die positiviteit, dankbaarheid en vasthoudendheid jegens onszelf inspireren, conditioneren we onze geest om zich op de positieve kanten te concentreren en tegenslagen met optimisme tegemoet te treden.

Het dagboek en schriftelijke therapie

Een dagboek is een vorm van therapeutisch schrijven, en als je er een hebt bijgehouden, ben je er al mee bezig. Tijdens mijn adolescentie had ik een dagboek dat als mijn vertrouweling diende; het droeg het gewicht van mijn emoties. Ik stopte er alles in: woede, verwarring, gevoelens van onrechtvaardigheid en talloze vragen zoals waarom ik verlegen was of waarom ik overal bang voor was. Het opschrijven van al deze onuitgesproken gedachten was bevrijdend, bijna louterend.

De benaderingen die bij schrijftherapie worden gebruikt, zijn divers en variëren van eenvoudig dagboekschrijven tot meer gestructureerde en gerichte oefeningen. Sommige van deze technieken omvatten het schrijven van niet-verzonden brieven of het creëren van poëzie of fictie, of zelfs het helen van verhalen door te schrijven.

Therapeutisch schrijven kun je alleen of in een workshop doen. Verlegen mensen hebben moeite met het onder woorden brengen van hun gevoelens, waardoor ze alles binnenin opkroppen, zonder uitlaatklep. Deze opgekropte emotie kan zich uiteindelijk op explosieve manieren manifesteren naarmate deze zich in de loop van de tijd opbouwt. Zelftherapie door middel van schrijven is een eenvoudige oefening waarmee je voor jezelf kunt zorgen, je emoties kunt beheersen en je innerlijke wezen kunt verkennen. Het enige wat je nodig hebt is een blanco vel papier en een pen; de rest zal vanzelf stromen.

Tai Chi is een Chinese interne krijgskunst. Het doel is om vitale energie (chi) door het lichaam te laten circuleren. Dit is de reden waarom de bewegingen van de sequenties langzaam en vloeiend zijn, waardoor een goede opname van deze energie mogelijk is, die ook elastisch moet zijn.

Over het algemeen komen de oudste ontspanningsmethoden uit Azië, zoals yoga (een mengeling van meditatie, morele ascese en lichaamsbeweging), shiatsu (een massagetechniek waarbij gebruik wordt gemaakt van de vingers of handpalmen), qi gong (waarbij langzame lichaamsbewegingen, ademhalingscontrole en mentale ontspanning betrokken zijn). concentratie), of tai chi chuan (een combinatie van langzame gymnastiek met elementen van Chinese vechtsporten), onder andere. De versies die in westerse culturen worden beoefend, zijn vaak verwaterd: deze praktijken hebben over het algemeen oorspronkelijk diepe wortels in een specifieke filosofische traditie.

Sofrologie, tai chi of yoga: zoveel namen die rust en harmonie uitstralen. In de wereld van vandaag wordt elke dag intenser. Voor sommige mensen wordt het echter essentieel om rust te zoeken, een plek van vrede in hun dagelijks leven.

TECHNISCH	BESCHRIJVING	WAAROM HET EFFECTIEF IS	HOE HET TOE TE PASSEN
MEDITATIE	Mindfulnessoefeningen om de geest te kalmeren.	Vermindert stress en verbetert de concentratie.	Besteed 10-20 minuten per dag aan begeleide of stille meditatie.
ADEMHALINGSOEFENINGEN	Diepe ademhalingstechnieken om lichaam en geest te kalmeren.	Helpt angst te verminderen en emoties te reguleren.	Oefen dagelijks middenrifademhaling of de 4-7-8-methode.
JOURNALISEREN	Schrijf je gedachten en emoties op om ze los te laten.	Verheldert gedachten en verlicht emotionele stress.	Houd een dagboek bij, schrijf vrijuit, zonder oordeel.
OEFEN DANKBAARHEID	Focus op de positieve aspecten van het leven.	Verbetert de stemming en vermindert negatieve gedachten.	Schrijf elke dag drie dingen op waar je dankbaar voor bent.
POSITIEVE VISUALISATIE	Verbeelding van positieve en rustgevende situaties.	Moedigt een optimistische en rustige kijk aan.	Neem elke dag een paar minuten de tijd om

			rustgevende scènes te visualiseren.
TECHNOLOGISCHE ONTKOPPELING	Minder tijd besteed aan elektronische apparaten.	Vermindert afleiding en verbetert de slaapkwaliteit.	Stel schermvrije tijdvakken in, vooral vóór het slapengaan.
FYSIEKE ACTIVITEITEN	Regelmatige oefeningen om spanning los te laten en de stemming te verbeteren.	Stimuleert de aanmaak van endorfine, de feelgoodhormonen.	Neem deel aan een aangename fysieke activiteit, zoals wandelen, yoga of zwemmen.
THERAPIE EN COACHING	Professionele ondersteuning om te werken aan loslaten.	Biedt gepersonaliseerde tools en inzichten.	Raadpleeg een therapeut of coach die gespecialiseerd is in stressmanagement.
PRAKTIJK VAN ACCEPTATIE	Situaties en emoties verwelkomen zoals ze zijn.	Vermindert weerstand en stress die verband houden met oncontroleerbare gebeurtenissen.	Gebruik dagelijkse acceptatiebevestigingen en reflecties.

DELEGATIE VAN TAKEN	Wijs bepaalde verantwoordelij kheden toe aan anderen.	Maakt tijd vrij en vermindert mentale overbelastin g.	Identificeer delegeerbare taken en vertrouw erop dat anderen deze uitvoeren.
TIJD IN DE NATUUR	Breng tijd buiten door om weer in contact te komen met de natuur.	Kalmeert de geest en verbetert het algemene welzijn.	Maak regelmatig een wandeling in de buitenlucht of neem deel aan activiteiten in de natuur.

Hoofdstuk 5

Cultiveer acceptatie

Accepteer de omstandigheden

Door acceptatie te beoefenen, stellen we ons zonder weerstand open voor alle ervaringen. We herkennen elk moment zoals het is en geven het de ruimte en aandacht die het nodig heeft om te evolueren in ons bewustzijn. Door deze beoefening realiseren we ons dat emoties die verband houden met ongunstige situaties van voorbijgaande aard zijn: ze blijven niet voor onbepaalde tijd bestaan, omdat alles vluchtig is en uiteindelijk voorbij zal gaan.

Het accepteren van de dingen zoals ze komen kan feitelijk gezien worden als een nutteloze en stagnerende aanpak. Daarentegen bevordert het onderkennen van het belang van het toestaan van ruimte voor de huidige situatie alvorens doelbewust actie te ondernemen een actievere mentaliteit. Hierdoor kunnen we een weloverwogen beslissing nemen over de manier waarop we het probleem willen oplossen.

In het licht van soms tragische situaties moeten we ons bewust worden van onze eigen zegeningen. Vreugde vinden in de eenvoudige geneugten van het leven en dankbaar zijn voor een goede gezondheid en een liefdevol gezin; echte vriendschappen of een ondersteunende partner worden vaak over het hoofd gezien.

Als psycholoog heb ik de neiging deze vragen te verschuiven naar het domein van 'ik': hoe vergroot het herkennen van de onvolmaaktheid van onze externe omstandigheden ons vermogen om onszelf de speelruimte te gunnen om onvolmaakte wezens te zijn? Het kunnen accepteren van wat er buiten gebeurt kan leiden tot een cognitief leerproces: vrede sluiten met wat er binnen gebeurt. Omgekeerd zal het accepteren van het innerlijke je in staat stellen een betere tolerantie te verwerven voor wat zich in je externe sferen manifesteert. In deze context is het omarmen van acceptatie en bewustzijn, zowel op mentaal als emotioneel niveau, een belangrijke stap op weg naar transformatie en groei. Door zelfacceptatie en zelfcompassie te bevorderen op basis van individuele kwetsbaarheden, zullen we een omgeving creëren die bevorderlijk is voor genezing van gewonde delen.

Het is natuurlijk kinderspel om jezelf te accepteren als alles rooskleurig is: als je een belangrijke mijlpaal bereikt, een overwinning behaalt of die promotie krijgt. Maar accepteren wie we zijn in situaties waarin onze kwetsbaarheden, onze fouten of ons lijden aan het licht komen, is verre van eenvoudig. Toch is het op momenten als deze dat de ware essentie van onvoorwaardelijke zelfacceptatie tot leven komt.

Een grotere zelfacceptatie houdt in dat je meer van jezelf houdt: intern en extern. Het gaat om het loslaten van wat je niet kunt veranderen en het waarderen van wat jou uniek maakt. Aan de andere kant is het niet altijd gemakkelijk om een goed gevoel over jezelf te hebben. Hier zijn enkele manieren om zelfacceptatie in je dagelijks leven te oefenen:

Verandering wordt vaak gezien als beangstigend en dubbelzinnig, maar kan zich ook voordoen als een kans voor groei en zelfontdekking. Wanneer je je emoties erkent, optimistisch blijft, kleine stappen zet, hulp zoekt of onbekende wateren betreedt, dan sta je op tegen je angsten en ontgrendel je uiteindelijk de voordelen die de verandering met zich meebrengt.

Verandering is onvermijdelijk, een onderdeel van het leven, altijd constant. Het kan een groot aantal emoties oproepen, van opgetogenheid tot angst. Vaker wel dan niet hebben angst en twijfel de neiging naar de oppervlakte te komen als we met verandering worden geconfronteerd. Denk hier eens over na: verhuizen naar een onbekende stad, aan een nieuwe baan beginnen of zelfs het hoogtepunt van een relatie – al deze situaties leiden meestal tot gevoelens van onbehagen en spanning. Maar paradoxaal genoeg maken zulke transities ook de weg vrij voor metamorfose en zelf-evolutie. We moeten leren angst en stress (die voortkomen uit onzekerheid) te overwinnen, zodat we de verandering zelf van harte kunnen omarmen en het potentieel dat deze met zich meebrengt, hoe frequent deze ook is, kunnen benutten.

Wanneer onzekerheid ons hyperbewust maakt van onze omgeving, geeft het ons de mogelijkheid om ons preventief voor te bereiden op de naderende verandering waaraan we ons moeten aanpassen.

Let op en blijf aanwezig.

- Bevorder mindfulness: neem deel aan taken waarmee je ten volle kunt genieten en de huidige tijd kunt ervaren, zoals meditatie of mindful wandelen. Deze zullen je helpen waardering te ontwikkelen voor de kleine geneugten van het leven.

Cultiveer mindfulness. Mindfulness betekent dat je in het moment leeft en je kritiekloos bewust bent van je gedachten en emoties. Wanneer we mindfulness beoefenen, worden we ons bewust van de goede dingen die gebeuren in ons leven en dat van onze partner. Neem elke dag even de tijd om na te denken over wat u waardeert aan uw partner. Het kan zo simpel zijn als bijvoorbeeld het waarderen van zijn gevoel voor humor of de manier waarop hij je hand vasthoudt.

Cultiveer mindfulness: Mindfulness houdt in dat je volledig aanwezig bent in het huidige moment en gedachten en gevoelens herkent zonder evaluatie. Door mindfulness worden we ons meer bewust van de elementen die dankbaarheid rechtvaardigen; Als u bijvoorbeeld van thee geniet, zorg er dan voor dat u geniet van de smaak, het aroma en de warmte ervan. Geniet van eenvoudige momenten en laat golven van dankbaarheid je overspoelen.

Omarm dankbaarheid.

Dankbaarheid kan op verschillende manieren worden getoond, zoals het opschrijven van de dingen waarvoor we dankbaar zijn in een dankbaarheidsdagboek, het tonen van onze waardering aan anderen mondeling of door daden, of het nemen van de tijd om na te denken en te mediteren over de positieve aspecten van ons leven. Het is van cruciaal belang dat we tijd vrijmaken voor dit dagelijkse ritueel, zodat we echt de positieve impact kunnen voelen die het kan hebben op onze geestelijke gezondheid en emotionele toestand.

Op weg naar zelfacceptatie kan het verweven van dankbaarheid en mindfulness een belangrijke stap zijn. Door dankbaarheid zijn we in staat de positieve elementen waaruit onze fysieke vorm en ons bestaan bestaan, te herkennen en te waarderen. Deze daad voedt ons gevoel van eigenwaarde door deze eenvoudige realisatie van wat we bezitten: het vermogen om te bewegen, te ademen, te voelen. Nadenken over dagelijkse handelingen die onmogelijk zouden zijn zonder de medewerking van ons lichaam inspireert ons met bewondering voor de inherente kracht en robuustheid ervan (dankbaarheid stelt ons in staat de positieve aspecten van het lichaam te waarderen, wat ons zelfrespect helpt vergroten). Mindfulness kan enorm helpen bij deze waardering.

Cultiveer dankbaarheidsmeditatie: Dankbaarheidsmeditatie is een krachtig ritueel waarbij je je concentreert op de positieve kanten van je leven en je er echt dankbaar voor voelt. Besteed elke dag een paar momenten aan het nadenken over de dingen die dankbaarheid in jou opwekken.

Stimuleer goedkeuring in relaties en verplichtingen.

Het opbouwen van gezondere sociale relaties is essentieel, en acceptatie speelt een belangrijke rol bij het bevorderen van deze relaties door tolerantie te bevorderen. Als we anderen accepteren zoals ze zijn, met al hun onvolkomenheden en sterke punten, openen we ons hart voor compassie en vriendelijkheid. Dit versterkt onze interpersoonlijke banden en vermindert conflicten, omdat we de mensheid waarderen ondanks haar tekortkomingen.

Verbeterde relaties: Acceptatie van zichzelf en anderen creëert ruimte voor meer authentieke en diepere relaties. Door onze eigen onvolkomenheden en die van anderen te accepteren, bevorderen we een meer authentieke en empathische menselijke verbinding.

De daad van acceptatie stelt ons ook in staat om verschillen en onenigheid met gratie en tederheid te benaderen. We proberen onze collega's niet te veranderen of hen te dwingen zich aan onze normen aan te passen; in plaats daarvan leren we hun individuele perspectieven en levenservaringen te waarderen. Een dergelijke benadering bevordert een sterkere band, besprenkeld met wederzijds begrip en zelfs gemeenschappelijke basis, waardoor we ons ontdoen van het krachtige streven dat vaak tot grotere onthechting leidt.

VERSCHIJNING	BESCHRIJVING	WAAROM HET ERTOE DOET	HOE HET TOE TE PASSEN
ZELFCOMPASSIE	Wees aardig voor	Helpt zelfkritiek	Oefen positieve affirmaties en

	jezelf als je fouten en mislukkingen tegenkomt.	te verminderen en een positieve houding te bevorderen.	vergeef jezelf voor fouten.
MINDFULNESS PRAKTIJK	Leef in het huidige moment zonder oordeel.	Vermindert stress en verhoogt de mentale helderheid.	Gebruik meditatie-apps of dagelijkse mindfulness-oefeningen.
DANKBAARHEID	Herken en waardeer de positieve aspecten van het leven.	Verbetert de stemming en bevordert een positieve kijk.	Houd een dankbaarheidsdagboek bij en schrijf elke dag drie dingen op waar je dankbaar voor bent.
ACCEPTATIE VAN EMOTIES	Verwelkom alle emoties zonder ze te onderdrukken.	Zorgt voor een betere emotionele regulatie en een vermindering van angst.	Neem elke dag een paar minuten de tijd om uw emoties te identificeren en te accepteren.
PERSOONLIJKE GRENZEN BEGRIJPEN	Herken wat wel en niet binnen uw controle ligt.	Vermindert stress die verband houdt met	Maak een lijst van beheersbare en oncontroleerbare

		onrealistische verwachtingen en onnodige inspanningen.	situaties en concentreer u op wat er kan worden veranderd.
ONTHECHTING	Bevrijd jezelf van overmatige gehechtheid aan resultaten en bezittingen.	Creëert een gevoel van vrijheid en vermindert materiële zorgen.	Beoefen minimalisme en herinner jezelf er regelmatig aan dat verandering bij het leven hoort.
MENTALE FLEXIBILITEIT	Sta open voor verandering en en nieuwe perspectieven.	Verbetert het vermogen om onverwachte gebeurtenissen aan te passen en te beheren.	Neem deel aan activiteiten die buiten uw comfortzone liggen en oefen positief denken.
SOCIALE ONDERSTEUNING	Omring jezelf met zorgzame en begripvolle mensen .	Bouwt veerkracht op en biedt een ondersteunend netwerk	Deel uw gevoelens met goede vrienden of sluit u aan bij steungroepen

		wanneer dat nodig is.	
ONTSPANNINGSACTIVITEITEN	Neem deel aan activiteiten die lichaam en geest kalmeren.	Vermindert stress en bevordert een staat van ontspanning.	Neem activiteiten zoals yoga, lezen of buitenwandeling en op in uw routine.
LOGGEN	Schrijf uw gedachten en emoties op om ze beter te begrijpen en te accepteren.	Verheldert gedachten en helpt moeilijke emoties te beheersen.	Houd een dagboek bij waarin u uw gevoelens en gedachten uitdrukt.
ZELFREFLECTIE	Neem de tijd om na te denken over uw gedachten, acties en emoties.	Bevordert een groter zelfinzicht en helpt bij het identificeren van verbeterpunten.	Reserveer elke dag een paar minuten voor persoonlijke reflectie en het evalueren van uw voortgang.

Hoofdstuk 6

Emoties en gedachten beheren

Realiseer emotionele intelligentie en erken de waarde ervan.

In de kern verwijst emotionele intelligentie naar het vermogen om onze emoties te begrijpen en te beheersen. De elementen waaruit emotionele intelligentie bestaat, zijn onder meer zelfbewustzijn, zelfregulering, motivatie, empathie en sociale vaardigheden. Hoewel emotionele intelligentie onlangs een modewoord is geworden op HR-afdelingen over de hele wereld (sommige onderzoekers suggereren dat we ons uiterste best doen om het serieus te nemen), wordt erkend dat mensen hun emoties op het werk moeten herkennen: dit kan tot praktische voordelen leiden, zoals betere samenwerking tussen werknemers en het creëren van een gelukkiger werkomgeving.

Emotionele intelligentie houdt in dat je je emoties kunt herkennen en beheersen, maar hoe kun je dit bereiken?

Ontdek strategieën waarmee u uzelf beter kunt begrijpen. Effectieve leiders weten wie ze zijn . Ontdek via deze gids hoe u leiding kunt geven met een duidelijke focus op doelen, authenticiteit, openheid, betrouwbaarheid en diplomatie. Deze specifieke beoordeling test uw begrip van het behandelde onderwerp. Door potentiële lacunes in uw begrip te identificeren, kunt u inzicht krijgen in zowel wat u al weet als in gebieden die verbetering behoeven. Deze informatie zal uw vermogen verbeteren om geschikt materiaal te vinden en uw leertraject dienovereenkomstig te structureren. Cursussen die naar aanleiding van deze beoordeling worden voorgesteld, kunnen de vastgestelde leemten in de kennis helpen opvullen.

Emotionele intelligentie verwijst naar het vermogen van een individu om zijn eigen gevoelens en die van anderen te identificeren, begrijpen en beheersen. Het houdt ook in dat je persoonlijke emoties kunt gebruiken als hulpmiddel voor cognitieve verbetering. De belangrijkste componenten van emotionele intelligentie zijn zelfbewustzijn, zelfregulering, empathie en sociale vaardigheden. Door deze vaardigheden aan te scherpen, kan men beter de leiding nemen over de eigen emotionele toestand en tegelijkertijd de stilzwijgende signalen van anderen decoderen bij het communiceren of bij effectieve besluitvormingsprocessen op basis van feedback die via emoties wordt ontvangen.

Het beheersen van emoties impliceert het ontwikkelen van zelfbewustzijn. Mindfulness gaat over het herkennen van hoe je je voelt, door niet alleen positieve en negatieve emoties te verwelkomen, maar ook de impact ervan op anderen te begrijpen. Het gaat verder dan de emoties zelf en onderzoekt je sterke en zwakke punten en karakter: onderdeel van jezelf kennen.

Het integreren van het beheersen van emoties in de persoonlijke ontwikkeling en emotionele intelligentie vereist ook een goed begrip van tijd: tijd nemen voor jezelf, voor je welzijn en om je batterijen op te laden. Vergeet nooit de tijd die voor u is gereserveerd: geef uw lichaam en geest rust, neem deel aan persoonlijke activiteiten of deel kwaliteitsmomenten met de mensen om u heen. Effectief emotiemanagement houdt in dat je tijd voor jezelf neemt; het is essentieel voor een goed beheer van emoties.

De eerste stap naar zelfbewustzijn is het begrijpen van je eigen emoties, want daardoor kun je de controle overnemen. Wanneer u zich bewust bent van wat u gelukkig maakt, wat u boos, gestresst en zelfs opgewonden maakt, wordt het gemakkelijker om met die gevoelens om te gaan, evenals met de reacties die daarmee gepaard gaan. Effectieve communicatieve vaardigheden zouden uw volgende aandachtspunt moeten zijn nadat u zelfbewustzijn heeft bereikt, omdat mensen de bedoelingen van anderen vaak verkeerd interpreteren, wat in de meeste gevallen tot conflicten leidt als gevolg van misverstanden. Besteed meer aandacht aan uw lichaamstaal en de kwaliteit van uw stemtoon, wat de effectieve communicatie zou helpen verbeteren. Oefen ook met emotionele veerkracht: blijf kalm als je overweldigd wordt door negatieve emoties, zodat je het overzicht niet verliest, maar gefocust blijft op vooruitgang, ondanks de moeilijkheden die je onderweg tegenkomt. Deze paar genoemde strategieën zijn slechts enkele voorbeelden waarmee we kunnen werken aan het verbeteren van ons niveau van emotionele intelligentie.

Emotionele regulatie wordt geactualiseerd door een diverse reeks strategieën die individuen bewust of onbewust gebruiken, afhankelijk van de situatie. De SOC-ER-strategie benadrukt het belang van het kiezen van strategieën voor emotieregulatie die zijn aangepast aan onze capaciteiten, de context en de vereiste inspanningen (selectie), terwijl we ook de mogelijkheid hebben om onze emotionele reacties te wijzigen (optimalisatie) en alternatieve oplossingen voor te stellen of te vragen om hulp (compensatie).

Een andere benadering is het toepassen van emotiegerichte coping-strategieën die gericht zijn op het beheersen van de emotionele problemen van de persoon. Dit omvat het minimaliseren van dreiging, positieve herwaardering of zelfbeschuldiging, maar ook vermijding of vlucht en het zoeken naar sociale steun. Deze strategieën zijn verschillend, maar ze zijn allemaal gericht op het beheersen van de verstorende emoties die iemand er vaak van weerhouden zijn psychologische welzijn te behouden of te herstellen in geval van mislukking. Dit getuigt van flexibiliteit; elke situatie past zich aan verschillende realiteiten aan, waardoor de verdedigingsmechanismen meer onderscheidend zijn.

Onze ervaringen uit het verleden, of het nu om trauma of triomf gaat, spelen een centrale rol bij het vormgeven van onze kijk op het leven en het definiëren van onze emotionele behoeften. Mensen leren van hun gedragsreacties uit het verleden en onderscheiden wat voor hen het beste werkt bij het beheersen van hun emoties op verschillende momenten, wat leidt tot een persoonlijke keuze van strategieën. Onderzoek wijst uit dat kinderen en adolescenten andere technieken gebruiken dan volwassenen, wat de ongelijkheid in de benadering van emotionele regulatie door leeftijdsgroepen benadrukt. In de loop van de tijd verwerven we betere zelfkennis en cultiveren we passende emotionele regulatietactieken op basis van onze specifieke behoeften, wat de adoptie van deze gepersonaliseerde strategieën met volwassenheid bevordert.

Verhoog empathie en finesse in sociale situaties.

Het vermogen om empathie te ontwikkelen is een essentiële vaardigheid die een diepgaande positieve impact heeft op persoonlijke en professionele relaties. Oefen actief luisteren, begrijp het standpunt van anderen, introspecteer uw eigen gedachten en gevoelens zonder vooroordelen, houd vooropgezette ideeën of kritiek tegen: echt mededogen bevordert de emotionele intelligentie en zorgt tegelijkertijd voor een verhoogd gevoel van empathie. Houd in gedachten: empathie stopt niet bij het begrijpen van de emoties van anderen; het betekent dat je stappen moet ondernemen om hen te ondersteunen en diepe, betekenisvolle verbindingen te koesteren.

Interpersoonlijke verbindingen opbouwen: Sociale vaardigheden zijn noodzakelijk om te slagen in een academische omgeving. Emotionele intelligentie stelt je in staat de emoties van anderen waar te nemen, aandachtig te luisteren, helder te communiceren en conflicten op een positieve manier op te lossen. Het resultaat is dat je goede relaties kunt opbouwen met je instructeurs, je collega's en alle anderen om je heen.

De derde stap is het erkennen van het belang van andere individuen en het begrijpen van hun situatie. Om dit te doen, kunt u hulpmiddelen gebruiken zoals actief luisteren, observatie of nieuwsgierigheid, gericht op het begrijpen van de emoties, behoeften en motivaties van uw teamleden, klanten en investeerders of partners. Door waardering en steun te tonen, kunt u relaties opbouwen die gebaseerd zijn op vertrouwen; wat op zijn beurt bijdraagt aan effectieve communicatie en samenwerking, wat leidt tot het koesteren van een positieve en inclusieve werkcultuur. Het opbouwen van relaties die niet gebaseerd zijn op transacties, maar op vertrouwen door middel van empathisch begrip.

Directe toepassingsmethoden voor het verbeteren van emotionele intelligentie.

Betrek emotionele intelligentie alsof het een dagelijks ritueel is. De weg naar het verbeteren van emotionele intelligentie ligt niet in leerboeken of seminars; deze toestand manifesteert zich wanneer deze wordt toegepast in dagelijkse interacties. Stel je voor dat je emotionele intelligentie implementeert bij jezelf, je team, je klanten en zelfs je medewerkers. Bekijk het eens door het prisma van zelfbewustzijn, zelfmanagement, sociaal bewustzijn en relatiebeheer: elementen waaruit emotionele intelligentie bestaat. Fris bijvoorbeeld uw zelfbewustzijn op door na te denken over uw emoties, uw gedachten en zelfs uw neiging tot actie. Beheers het door middel van zelfmanagement, houd de controle over uw emoties, vermijd door stress veroorzaakte mist, vind de motivatie in uzelf. Onderzoek anders het sociale bewustzijn, ga lichtzinnig om met empathie, probeer de behoeften achter de acties van anderen te ontcijferen en respecteer de diversiteit die naar behoren wordt opgemerkt in de stille signalen die mensen bieden.

Relatiebeheer? Het is geen rocket science, maar het is beslist een kunst: betekenisvol communiceren, maar eenvoudig genoeg voor wederzijds begrip; een vruchtbare samenwerking waarin ideeën circuleren zonder stagnatie en waar conflicten niet voortwoekeren zonder opgelost te worden: allemaal kenmerken van effectief relatiebeheer.

Het verbeteren van emotionele intelligentie is belangrijk voor persoonlijke en professionele groei. Er zijn verschillende manieren om uw emotionele intelligentie te verbeteren, inclusief het leren van uw fouten. Als u het soort persoon wilt zijn dat er alles aan doet om fouten in relaties of op het werk te voorkomen, overweeg dan de volgende activiteiten en informatie die voor u beschikbaar zijn: Kijk kritisch naar wat u wordt gepresenteerd en selecteer de gebieden waarop u moet worden verbeterd omdat het u ten goede zou komen.

Het ontwikkelen van emotionele intelligentie is de sleutel tot succes in de arbeidswereld. Individuen met een ontwikkelde emotionele intelligentie kunnen hun eigen emoties en die van anderen beter begrijpen en beheersen, waardoor we op een dieper niveau contact kunnen maken met anderen, effectieve communicatie kunnen voeren en conflicten op een constructieve manier kunnen beheersen.

Het verbeteren van de emotionele intelligentie speelt een sleutelrol bij het bevorderen van een optimale betrokkenheid bij collega's, wat leidt tot competente communicatie en positieve conflictoplossing die gedijt op empathie. Je emoties spelen een centrale rol in de manier waarop je situaties waarneemt: het is belangrijk om te begrijpen waardoor ze worden veroorzaakt, hoe je ze kunt temmen en rekening te houden met de gevoelens van anderen. Door open te staan voor uw emoties en de grondoorzaak van uw reacties te begrijpen, kunt u gezonde relaties opbouwen die effectieve communicatie mogelijk maken, zonder uw vermogen in gevaar te brengen om de problemen aan te pakken die voor u of uw collega's het belangrijkst zijn.

VERSCHIJNING	BESCHRIJVING	WAAROM HET ERTOE DOET	HOE HET TOE TE PASSEN
EMOTIES IDENTIFICEREN	Herken en benoem de gevoelde emoties.	Helpt emoties beter te begrijpen en te	Houd een emotiedagboek bij en schrijf situaties en

		beheers en.	bijbehorende emoties op.
ZELFCOMPASSIE	Wees aardig voor jezelf in tijden van emotionele moeilijkheden.	Vermind ert zelfkritie k en bevorder t een positieve houding.	Oefen positieve affirmaties en behandel jezelf als een zorgzame vriend.
ADEMHALINGST ECHNIEKEN	Gebruik ademhalingste chnieken om het zenuwstelsel te kalmeren.	Vermind ert angst en helpt bij het beheers en van intense emoties.	Oefen dagelijks diep ademhalen of de 4-7-8- techniek.
MINDFULNESS	Focus op het huidige moment zonder oordeel.	Vermind ert stress en verbetert de mentale helderhei d.	Integreer mindfulness-meditatiesessi es in uw routine.
POSITIEVE COGNITIE	Vervang negatieve	Verbetert de	Oefen cognitieve

	gedachten door positieve gedachten.	stemming en emotionele veerkracht.	herstructurering en concentreer u op de positieve aspecten.
UITDRUKKING VAN EMOTIES	Vind gezonde manieren om je emoties te uiten.	Voorkomt de accumulatie van negatieve emoties en bevordert het welzijn.	Gebruik activiteiten zoals schrijven, tekenen of praten met een vriend.
TECHNOLOGISCHE ONTKOPPELING	Verminder de tijd die aan schermen wordt besteed om stressvolle stimuli te verminderen.	Verbetert de slaapkwaliteit en vermindert angst.	Stel schermvrije tijdvakken in, vooral vóór het slapengaan.
LICHAAMSBEWEGING	Gebruik fysieke activiteit om emotionele	Stimuleert de aanmaak van	Neem activiteiten zoals wandelen,

	spanning los te laten.	endorfine en verbetert de stemming.	yoga of zwemmen op in uw routine.
OEFENING VAN DANKBAARHEID	Concentreer u op de positieve kanten en zegeningen van het leven.	Verbetert de stemming en vermindert negatieve gedachten.	Houd een dankbaarheidsdagboek bij en schrijf elke dag drie dingen op waar je dankbaar voor bent.
SOCIALE ONDERSTEUNING	Deel uw emoties en gedachten met mensen die u vertrouwt.	Bouwt veerkracht op en biedt een ondersteunend netwerk.	Breng tijd door met goede vrienden of sluit je aan bij steungroepen.
BEPERKING VAN SCHULDGEVOEL	Leer jezelf te vergeven en schuldgevoelens los te laten.	Bevordert innerlijke rust en geestelij	Oefen zelfvergeving en focus op voortdurende verbetering.

ke

gezondh

eid.

Hoofdstuk 7

Leer te vertrouwen

Beheers de kunst van vertrouwen. Vertrouwen is essentieel in persoonlijke en professionele relaties.

Het opbouwen van vertrouwen is een essentieel element in alle relaties, zowel persoonlijk als professioneel. In het bedrijfsleven wordt vertrouwen nog belangrijker, omdat het de weg vrijmaakt voor succesvolle partnerschappen, samenwerkingsverbanden en klantloyaliteit die tot stand komen op basis van het wederzijdse begrip van dat vertrouwen. Openheid en eerlijkheid zijn en zullen altijd de meest effectieve manieren zijn om vertrouwen op te bouwen: wanneer mensen en bedrijven de waarheid achter hun daden, hun beslissingen of zelfs hun communicatie zelf onthullen; ze bevorderen een sfeer waarin vertrouwen kan gedijen.

Relaties gedijen op vertrouwen, en dat geldt ook voor leiderschapsrelaties: het opbouwen van vertrouwen is essentieel bij teambuildingactiviteiten die resulteren in een vertrouwde werkomgeving. Wanneer leiders blijk geven van betrouwbaarheid, creëert dit een gevoel van veiligheid en psychologische bescherming die mensen kan helpen overleven en bloeien. Vertrouwen in anderen ontwikkelt zich op basis van hoe open en transparant leiders zijn als ze omgaan met informatie over het welzijn van andere werknemers; hun eigen kwetsbaarheid zegt ook iets over het niveau van veiligheid dat zij anderen kunnen bieden.

Vertrouwen tussen mensen is van cruciaal belang als zij samenwerken bij het scheppen van banen; als dit niet zou bestaan, zouden noch u, noch uw medewerkers als geheel kunnen functioneren, maar als een optelsom van individuen, die geen informatie over het productieproces kunnen delen. Bouw vertrouwen op door open communicatie en eerlijkheid te bevorderen.

Positieve communicatie is de hoeksteen van het opbouwen van vertrouwen. Het belang van open en eerlijk zijn in de communicatie kan worden gezien in de zin dat wanneer individuen transparant zijn over hun bedoelingen, verwachtingen of uitdagingen waarmee ze te maken kunnen krijgen, ze misverstanden vermijden. Dit bevordert het wederzijds begrip zonder enige moeite. Een goed voorbeeld is een manager die openlijk de doelstellingen en strategieën van het bedrijf deelt met zijn team: dit bevordert de transparantie binnen de organisatie en schept vertrouwen waarin alle medewerkers zich gewaardeerd voelen. Deze open discussie leidt tot samenwerking, waardoor iedere medewerker kan deelnemen door zijn of haar ideeën te delen.

Verbetert de verbinding: Communicatie is een tweerichtingsverkeer dat steunt op vertrouwen en leidt tot open, eerlijke en effectieve dialogen. Wederzijds begrip kan alleen worden bereikt door middel van open communicatie die beide partijen in staat stelt hun verwachtingen en zorgen zonder enig voorbehoud of beperking te uiten.

Gevestigd vertrouwen kan worden vernietigd. Het is als een complex kaartenhuis: zodra er een inbreuk heeft plaatsgevonden, lijkt het herstelproces vrijwel onmogelijk. Maar dit is niet helemaal het geval: met inspanning die voortkomt uit oprechtheid en transparantie door het erkennen van fouten, kan het vertrouwen worden hersteld. Het pad naar weer vertrouwen kan lastig zijn; het is echter een essentiële inspanning voor elke leider die op zoek is naar een lange levensduur in de hoge prestaties van zijn team. Wanneer het vertrouwen wordt geschaad, betekent het nemen van de eerste stap om het te herstellen het openlijk toegeven van de fout en het algemeen toegeven van fouten. Dit zou een erkenning moeten zijn: of het nu gaat om gebroken beloften, inconsistentie of het niet voldoen aan de verwachtingen... laat uw kwetsbaarheid zien door te accepteren dat u schuldig bent.

Deze bekentenis moet worden gevolgd door een onvoorwaardelijke verontschuldiging. Het moet beschrijven dat u de volledige verantwoordelijkheid aanvaardt voor de schending van vertrouwen en ook uw spijt betuigen. Laat vervolgens zien dat je onherroepelijk inzet voor verandering; dit kan veranderingen in besluitvormingsprocessen of beleid met betrekking tot transparantie met zich meebrengen. U moet de follow-ups na dergelijke incidenten regelmatig (consequent) in de gaten houden, omdat deze helpen aantonen dat er inderdaad actie wordt ondernomen zoals beloofd en anderen eraan herinneren waarom deze kwestie belangrijk is. Dit vergroot de betrouwbaarheid van de leider en geeft aan dat u bereid bent te veranderen en fouten te corrigeren. Het is echter belangrijk om te begrijpen dat het herwinnen van vertrouwen niet van de ene op de andere dag gebeurt, maar door doelbewuste en aanhoudende inspanningen in de loop van de tijd. Het herstellen van vertrouwen is een uitdaging, maar door voortdurend betrokkenheid te tonen, transparantie te garanderen bij het delen van informatie en positieve acties te handhaven, wordt dit een weg naar het opbouwen van krachtig leiderschap waar volgers vertrouwen in hebben.

Een positieve reactie, maar uitdagingen die het vertrouwen kunnen verzwakken, zelfs als het op solide fundamenten is gebaseerd. Eenmaal verloren is vertrouwen niet gemakkelijk te herstellen, hoe hard we het ook proberen. Maar onthoud in de tussentijd dat het ondernemen van eenvoudige acties aanzienlijk kan bijdragen aan het behouden van een gezonde werkomgeving waarin melodieuze harmonie heerst.

Anderen vertrouwen is een moeilijke taak. Maar ze laten zien dat ze ons kunnen vertrouwen is nog moeilijker: we weten dat positief gedrag in ruil daarvoor positief gedrag voortbrengt. Laten we het goede voorbeeld geven: wees wat we van anderen verwachten, of wat we nu van hen vragen. Laten we met de grootste oprechtheid de overeenkomsten respecteren die zijn bereikt bij het oplossen van conflicten en er in de toekomst naar streven een onberispelijke houding te handhaven. Laten we hallo zeggen met warmte en dankbaarheid; laten we hoffelijk en aangenaam zijn in onze interacties. Laten we ernaar streven voorspelbaar te zijn, want consistentie tussen woorden en daden is de basis van betrouwbaarheid door het principe aan te nemen van 'doe wat ik zeg, zeg wat ik doe'.

De relatie tussen vertrouwen in leiderschap en de invloed ervan op de organisatiecultuur.

Geloof in de capaciteiten, integriteit en vriendelijkheid van degenen die een organisatie leiden, leidt tot leiderschap gebaseerd op vertrouwen. Dit veroorzaakt ongekende veranderingen in het gedrag van het organisatiesysteem.

Wanneer leiders blijk geven van betrouwbaarheid, resulteert de reactie van medewerkers doorgaans in een grotere betrokkenheid; innovatie gedijt in een omgeving vol vertrouwen. Wanneer werknemers geloven dat hun leider betrouwbaar is en mislukkingen erkennen als onderdeel van het innovatietraject (ze voelen zich psychologisch veilig), zullen ze waarschijnlijk berekende risico's nemen: dit kan inhouden dat ze uiteenlopende meningen moeten uiten en creatieve ideeën als onderpand moeten voorstellen. Zodra het vertrouwen is gevestigd, vinden teamleden het gemakkelijk om elkaar te ondersteunen en samen te werken aan gemeenschappelijke doelen. Het overwinnen van weerstand wordt mogelijk door vertrouwen in leiderschap tijdens organisatorische transformaties of tijden waarin onzekerheid de boventoon voert. Vertrouwen hebben in de competentie van leiders om veranderingen te overzien, maakt verandering gemakkelijker. Uiteindelijk kan een op vertrouwen gebaseerde vorm van leiderschap werkplezier opleveren. Wanneer werknemers degenen vertrouwen die hen leiden, tonen ze een grotere werktevredenheid, wat positieve resultaten voor de organisatie bevordert: verbeterde productiviteit, minder personeelsverloop en een grotere betrokkenheid bij het uitvoeren van taken, met name die welke gericht zijn op het bereiken van organisatiedoelstellingen.

Geloof in leiderschap is van fundamenteel belang voor het aansturen van de spelers in een organisatorisch orkest, en zonder leiderschap kan men tot een ramp leiden. Maar het vertrouwen op een leider die het vertrouwen niet verdient, is nog erger, omdat hij en de teamleden daardoor verloren gaan. Een omgeving waarin leiders een gebrek aan vertrouwen hebben, kan tot veel ongewenste resultaten leiden, zoals een lage productiviteit van werknemers en ontevredenheid als gevolg van het hoge personeelsverloop dat dit in stand houdt.

Vertrouwen in een leider heeft invloed op alle gebieden van teamwerk en de voortgang ervan. Of het nu gaat om teamdynamiek of bedrijfsresultaten, vertrouwen in leiderschap is leidend bij besluitvormingsprocessen en reacties op uitdagingen die misschien niet eenvoudig op te lossen zijn. Vertrouwen vormt de kern van de organisatiecultuur; het bepaalt de houding en het gedrag (en ook de uitkomsten) van individuen binnen een organisatie. Beïnvloed positieve resultaten door vertrouwen tussen teams en creëer een klimaat van samenwerking.

Bevorder vertrouwen op de werkplek: Vertrouwen is de basis van een open werkomgeving waarin elk teamlid zich gewaardeerd voelt. Het cultiveert een cultuur van wederzijds respect, begrip en samenwerking die leidt tot een psychologisch en emotioneel gezonde werkruimte.

Managen op basis van vertrouwen stimuleert teamwerk en steun onder de teamleden. Een omgeving gebaseerd op wederzijds vertrouwen waarborgt de vrije stroom van ideeën, bevordert de creativiteit en zoekt collectieve hulp om problemen op te lossen; allemaal elementen die innovatie binnen de organisatie bevorderen.

Een zeer betrouwbare werkomgeving vergemakkelijkt de holistische groei van teams en hun individuele leden. Daarom moet u uw medewerkers de kans bieden hun persoonlijke vaardigheden te verbeteren. Een dergelijke investering verhoogt hun arbeidssatisfactie en hun vertrouwen in de organisatie.

Het belang van vertrouwen voor persoonlijke ontwikkeling en groei.

Op het gebied van persoonlijke groei kan het ontwikkelen van zelfvertrouwen voor een individu een bijkomend voordeel zijn. Wanneer mensen aan hun eigen ontwikkeling werken, ontwikkelen ze doorgaans een gevoel van voldoening dat hun gevoel van eigenwaarde en zelfvertrouwen vergroot. Met een groter zelfvertrouwen zijn individuen meer geneigd om onbevreesd op zoek te gaan naar nieuwe uitdagingen of kansen die op hun pad komen. Ze moeten vertrouwen tonen in hun capaciteiten.

Omdat de ontwikkeling van vertrouwen essentieel is voor de totstandkoming ervan en voor de stabiliteit ervan, is het essentieel om situaties aan te moedigen die bevorderlijk zijn voor delen. Ontzeg uzelf dus geen informele momenten, teambuildingactiviteiten of open discussies. Dit zijn de momenten waarop individuen elkaar op persoonlijk niveau leren kennen en zo sterkere verbindingen kunnen opbouwen die het vertrouwen in toekomstige samenwerkingen ondersteunen.

Groei is een continu proces waarbij de eigen geest, het lichaam en dus de persoonlijke emotionele toestand worden gevoed. Dit maakt persoonlijke ontwikkeling belangrijk om een dergelijke groei te stimuleren door individuen uit te rusten met de vaardigheden en informatie die hen naar hun doelen zullen leiden. Dit helpt mensen te weten waar ze goed in zijn (sterke punten) en wat ze moeten verbeteren (zwakke punten), realistische doelen te identificeren en eraan te werken om deze te bereiken. Het vermogen om zelfbewust te zijn, naast assertief en adaptief te zijn, versterkt het concept van persoonlijke ontwikkeling, wat een essentieel element is voor het bereiken van persoonlijke groei.

Verschijning	Beschrijving	Waarom het ertoe doet	Hoe het toe te passen
Zelfcompassie	Wees aardig voor jezelf om het zelfvertrouwen te bevorderen.	Een betere relatie met jezelf helpt je anderen te vertrouwen.	Oefen positieve affirmaties en vergeef jezelf voor fouten uit het verleden.
Zelfkennis	Begrijp uw eigen waarden, grenzen en behoeften.	Maakt duidelijk wat er van anderen wordt verwacht en helpt bij het opbouwen van gezonde relaties.	Houd een persoonlijk dagboek bij en denk na over uw ervaringen en reacties.
Open communicatie	Druk uw gedachten en emoties duidelijk uit aan anderen.	Voorkom misverstanden en vergroot de transparantie.	Oefen actief luisteren en deel gevoelens eerlijk.
Grenzen stellen	Bepaal wat wel en niet acceptabel is in relaties.	Beschermt tegen misbruik en bevordert respectvolle interacties.	Identificeer uw grenzen en communiceer deze duidelijk naar anderen.
Observatie en evaluatie	Neem de tijd om anderen	Hiermee kunt u de	Let op consistent en

	te leren kennen en hun acties te observeren.	betrouwbaarhei d en integriteit van mensen beoordelen.	respectvol gedrag.
Positieve ervaringen	Verzamel positieve interacties met anderen.	Creëert vertrouwen met praktijkgericht bewijs van betrouwbaarhei d.	Neem deel aan groepsactiviteit en en noteer positieve ervaringen.
Geduld en tijd	Laat relaties zich op natuurlijke wijze ontwikkelen.	Vertrouwen wordt geleidelijk opgebouwd en kost tijd.	Haast je niet en respecteer het natuurlijke ritme van relaties.
Acceptatie van risico's	Erken dat vertrouwen een element van kwetsbaarhei d met zich meebrengt.	Het accepteren van risico's helpt angsten te overwinnen en diepere verbindingen op te bouwen.	Neem kleine risico's en evalueer positieve resultaten.
Oefening van vergeving	Weet hoe je kleine fouten kunt vergeven en leer van ervaringen.	Bevordert veerkracht en continuïteit van relaties.	Oefen oprechte vergeving en leer verder te gaan.

Sociale ondersteuning	Omring jezelf met zorgzame en begripvolle mensen.	Versterkt het gevoel van veiligheid en steun.	Zoek relaties gebaseerd op wederkerigheid en respect.
Onderwijs en opleiding	Leer meer over de psychologie van relaties en vertrouwen.	Biedt hulpmiddelen en strategieën om vertrouwen te ontwikkelen.	Lees boeken, volg lessen of volg workshops over interpersoonlijke relaties.

Hoofdstuk 8

Pas loslaten toe in verschillende aspecten van het leven

Integreer de kunst van bevrijding in verschillende facetten van het leven.

Begin met het wegdoen van je materiële bezittingen.

Zet de eerste stap in de richting van dit streven door alternatieve woonruimtes te onderzoeken, of het nu een nieuw appartement is of de woning van een vertrouwelinge. Maak uzelf vertrouwd met de essentiële bureaucratische formaliteiten. Door geleidelijk uw bezittingen kwijt te raken om uzelf psychologisch te ontlasten, kunt u eventuele onverwachte gebeurtenissen die zich kunnen voordoen, verlichten.

Op het gebied van vaste activa is het van cruciaal belang te weten wanneer en hoe u zich erover kunt ontdoen. Hoewel het afzien van een investering paradoxaal lijkt, zijn er situaties waarin het afstoten van vaste activa absoluut noodzakelijk is. Dit kan te wijten zijn aan hun gebrek aan bruikbaarheid of winstgevendheid, of aan hun veroudering, wat de vervanging ervan door geavanceerde machines rechtvaardigt. Hoe dan ook, het wegwerken van financiële activa is een delicate procedure: het vereist ook een nauwgezette orkestratie en implementatie.

Bespaar je moeite – verspil niet al je energie door iedereen te helpen. Stel je voor: je loopt met een begeleider en ze lopen vast. In plaats van te duiken om hem eruit te halen en zelf in de val te lopen, moet je een lange stok binnen zijn bereik vinden die hij als hefboom kan gebruiken om zichzelf te bevrijden. Door deze scène te visualiseren, kun je begrijpen dat we anderen helpen door vast te houden aan ons centrum, door hen te bevrijden van het overhevelen van ons ongemak en het niet absorberen van hun ongemak.

Van tijd tot tijd zitten we gevangen in het verleden: onze fouten, onze fouten en onze berouwvolle herinneringen. We dragen het gewicht van mislukkingen, geketend door de ketenen van verlatenheid die ze met zich meebrengen. Desondanks moeten we onszelf bevrijden. We moeten ons ontdoen van alles wat onze vooruitgang belemmert en ernaar streven een leven te leiden dat overloopt van vreugde en voldoening, vrij van de last van deze overblijfselen uit het verleden.

Het smeden van bevrijding en vrijspraak houdt in dat we afscheid moeten nemen van onze misstappen en angsten uit het verleden. Een daad die de elementen kan vrijmaken die onze groei belemmeren en ons op het pad van ontwikkeling voortstuwen. Door onze fouten te erkennen, onszelf vergeving te schenken en van deze tegenslagen te leren, kunnen we het gewicht ervan verlichten, waardoor er ruimte ontstaat voor persoonlijke evolutie en een positieve metamorfose. Denk hier eens over na: als we eindeloos gehecht zijn aan de overblijfselen van een verslechterde relatie van lang geleden, sluit dit de deuren naar nieuwe mogelijkheden. Maar door ons los te maken van deze pijn en bitterheid die in deze ervaring zijn geworteld, kunnen we nieuwe relaties met open armen verwelkomen, klaar om nieuwe ervaringen te omarmen, zonder vooroordelen of vooropgezette ideeën. Alleen dan wordt echte groei haalbaar; wanneer de lessen die zijn geleerd uit mislukkingen uit het verleden niet dienen als ketens die ons aan deze geschiedenis verankeren, maar eerder als bakens die een onbekende toekomst verlichten.

Fouten en valkuilen kunnen niet los worden gezien van successen. In feite spelen ze een belangrijke rol in onze groei als individu, alleen als we ervoor kiezen om ze op die manier te zien in plaats van een nederlaag te accepteren die gemakkelijk onze overtuigingen van zelftwijfel bevestigt. Als er een mislukking aan de deur klopt, laten we dan gaan zitten en nadenken over wat de ervaring ons leert; laten we bereid zijn onze strategieën te verfijnen en tegelijkertijd onze inspanningen voort te zetten om onze doelstellingen te bereiken. Ter illustratie: het niet krijgen van een sollicitatiegesprek mag niet gelijk staan aan werkloosheid : zoek naar feedback over hoe u uw vaardigheden kunt verbeteren terwijl u op zoek gaat naar andere vacatures waar u die vaardigheden verbeterd kunt toepassen zonder de hoop te verliezen.

Jezelf bevrijden van ongezonde relaties is cruciaal.

Wanneer u te maken krijgt met toxiciteit in een relatie, wees u dan bewust van schadelijk gedrag en zoek professionele hulp. Goede communicatie: Ga de confrontatie niet uit de weg, maar vind de juiste tijd om moeilijke kwesties te bespreken. Het stellen van grenzen voor wat voor beide partijen acceptabel gedrag is, zorgt voor respect tussen hen. Openstaan voor feedback zorgt voor aanpassing en begrip, terwijl het focussen op persoonlijke groei de mogelijkheid biedt om iemands prioriteiten en waarden te evalueren die als leidraad dienen voor beslissingen in toekomstige situaties. De praktijk van verantwoordelijkheid moet deze geïdentificeerde waarden volgen zonder terug te kijken naar de mogelijke uitkomsten van andere betrokkenen, handel eerst verantwoordelijk tegenover jezelf.

Jezelf losmaken van een giftige relatie opent de deur naar nieuwe wegen voor persoonlijke ontwikkeling, vervulling en gezonde relaties in de toekomst, waardoor je los kunt komen van de ketenen van het verleden en je blik kunt richten op een hoopvollere toekomst.

Het loskomen uit een giftige relatie kan emotioneel uitputtend zijn, maar als je eenmaal bevrijd bent, is het belangrijk om in gedachten te houden dat er verschillende soorten ondersteuningssystemen zijn waar je terecht kunt. Uw vrienden, familie of zelfs professionals in de geestelijke gezondheidszorg hebben een rol te spelen en als u zich herinnert dat zij u door deze moeilijke tijd heen kunnen helpen, wordt het gemakkelijker. Onthoud: u bent niet de enige en het is essentieel om de hulp te vragen die u nodig heeft;

Neem deel aan zelfzorgpraktijken: behoud uw fysieke en mentale gezondheid door deel te nemen aan activiteiten die ontspanning en zelfzorg bevorderen, zoals lichaamsbeweging of meditatie.

Als u uw gezondheid wilt verbeteren, ontwikkel dan een plan dat gezond eten en bewegen in het dagelijks leven integreert: dit moet deel uitmaken van uw programma. Als het je doel is om professioneel te groeien, identificeer dan de specifieke vaardigheden die je wilt verwerven; let dan op manieren waarop je ze kunt voeren.

In deze tijd van haast en drukte is het belangrijk dat we tijd vinden om te ontspannen en los te laten, omdat dit cruciaal is om het lichaam gezond te houden en de geest te voeden. Ontspanning is meer dan alleen een pauze: het gaat over het actief creëren van een sfeer die de vrede in onszelf bevordert – een bewuste keuze voor sereniteit en rust. Laten we dit onderwerp vanuit verschillende invalshoeken bekijken. Wees bereid om eventuele bijlagen vrij te geven die validatie van anderen nodig hebben.

Onze strijd tegen het detachement? Het wordt meer dan ooit gedomineerd door de invloed van sociale druk. We zoeken vaak naar tekenen van goedkeuring van anderen, omdat we bang zijn om met opgetrokken wenkbrauwen te worden geconfronteerd als onze keuzes afwijken van wat de samenleving verwacht of normaal acht. Deze kracht kan een krachtige impact hebben, vooral als het gaat om het weglopen van relaties of carrièretrajecten. Beschouw dit scenario eens: vasthouden aan een mooi salaris dat geen vreugde schenkt, simpelweg omdat het met maatschappelijk prestige is versierd, zou het simpele gevolg kunnen zijn van het bezwijken voor deze druk. Met andere woorden: onderschat de kracht en de prevalentie van groepsdruk in uw leven niet.

De controle opgeven is geen eenvoudige taak; Dit is veel gemakkelijker gezegd dan uitgevoerd. Dit vereist een transformatie van de mentale instelling en de bereidheid om onszelf te bevrijden van de dwang om elk klein detail van ons leven in de gaten te houden. Een goede manier om deze reis te beginnen is door de angsten en onzekerheden te onderzoeken die ten grondslag liggen aan onze behoefte aan controle. Als we bijvoorbeeld bang zijn voor mislukking, kunnen we gedwongen worden elke uitkomst te manipuleren om nooit met desillusie te worden geconfronteerd. Maar zodra deze angsten zijn geïdentificeerd en aangepakt, kunnen we beginnen onze greep los te laten en in het natuurlijke ritme te stromen dat het leven ons presenteert.

Transformationeel: het proces waarbij je de controle opgeeft en het leven zijn eigen gang laat gaan. Er is moed en diepe introspectie voor nodig, evenals de bereidheid om de controle die we over ons leven hebben op te geven. Wanneer we onzekerheid accepteren, vertrouwen hebben in de kosmos en ons losmaken van alle verwachtingen, dan ontdekken we vrede, vreugde en tevredenheid langs dit kronkelende pad dat leven wordt genoemd.

Leg de stemmen van twijfel in je geest tot zwijgen; Bevrijd jezelf van overtuigingen die je alleen maar tegenhouden.

Om onze capaciteiten te actualiseren en onze volledige ontwikkeling te bereiken, is het noodzakelijk om het geloofssysteem dat onze vooruitgang belemmert en de negatieve gesprekken die we met onszelf hebben te elimineren. We kunnen beperkende overtuigingen en negatieve zelfpraat overwinnen door de volgende stappen te nemen: herkennen wat de beperkende overtuigingen zijn, ze uitdagen; gebruik positieve affirmaties om eventuele negativiteit te vervangen; onszelf omringen met mensen die positiviteit inspireren; bekijk negatieve ervaringen vanuit een ander perspectief en onderneem eindelijk actie om deze overtuigingen te overwinnen en uw doelen te bereiken.

Het overwinnen van deze beperkende overtuigingen en het tot zwijgen brengen van negatieve zelfpraat is geen sinecure, maar het is een noodzakelijke prestatie voor groei en ontwikkeling op persoonlijk niveau. Let op uw beperkende overtuigingen, stel ze in vraag; herformuleer dit negatieve discours; Door jezelf wat liefde te tonen en jezelf te omringen met positiviteit, kan je leven totaal veranderen en je dat doel bereiken. Verandering is niet zomaar een gebeurtenis: het is een proces dat tijd en moeite kost om nieuwe gewoonten en geloofssystemen te cultiveren. Als u echter doorzettingsvermogen en toewijding toont, kan het overwinnen van deze beperkende overtuigingen en negatieve zelfpraat u naar een leven vol doel en voldoening leiden.

Het is niet gemakkelijk om beperkende overtuigingen en negatieve zelfpraat te overwinnen; het kan echter wel worden gedaan. Door uw beperkende overtuigingen te herkennen en te confronteren, positieve zelfpraat aan te nemen, dankbaarheid te tonen, ervoor te zorgen dat uw omgeving positieve individuen omvat en proactief te zijn, kunt u uzelf van deze obstakels bevrijden en alle mogelijkheden binnen handbereik realiseren. Houd er rekening mee dat u het vermogen bezit om uw denkwijze en overtuigingen te transformeren; met de juiste strategieën en methodologieën is het aannemelijk dat u het leven dat u wenst vorm kunt geven.

Aspect van het leven	Beschrijving	Waarom het ertoe doet	Hoe het toe te passen
Werk en carrière	Het loslaten van de behoefte om alles onder	Vermindert werkstress en verbetert de werktevredenheid.	Delegeer taken, stel duidelijke grenzen tussen werk en privé en accepteer fouten

	controle te hebben en het accepteren van onzekerheid.		als leermogelijkhed en.
Persoonlijke relaties	Het loslaten van onrealistische verwachtingen van anderen.	Bevordert gezondere, authentiekere relaties.	Oefen met actief luisteren, het accepteren van verschillen en focus op eerlijke en open communicatie.
Gezondheid en welzijn	Laat buitensporige zorgen over de gezondheid los.	Draagt bij aan een betere geestelijke en lichamelijke gezondheid.	Neem gezonde levensstijlgewoonten aan, beoefen mindfulness en accepteer dat sommige dingen niet onder controle zijn.
Ouderschap	Het loslaten van de noodzaak om elk aspect van	Stimuleert de onafhankelijkheid en het zelfvertrouwen van kinderen.	Geef kinderen de vrijheid om fouten te maken en te leren, terwijl je

	het leven van kinderen te beheersen.		zorgzame ondersteuning biedt.
Financiën	Het loslaten van overmatige financiële angst.	Verbetert het financiële beheer en vermindert geldgerelateerde stress.	Stel een realistisch budget op, plan vooruit en accepteer dat sommige financiële schommelingen normaal zijn.
Persoonlijke ontwikkeling	Perfectie loslaten en imperfecties accepteren.	Bevordert persoonlijke groei en zelfacceptatie.	Stel realistische doelen, vier kleine successen en leer van mislukkingen.
Vrije tijd en vrije tijd	Laat de behoefte los om voortdurend productief te zijn.	Hiermee kunt u optimaal genieten van momenten van ontspanning en vrije tijd.	Gun jezelf de tijd voor plezierige activiteiten zonder schuldgevoelens, en oefen hobby's zonder prestatiedruk.

Spiritualiteit	Het loslaten van spirituele twijfels en angsten.	Versterkt de spirituele verbinding en innerlijke vrede.	Beoefen meditatie, gebed en aanvaard het mysterie en de onzekerheid van het spirituele leven.
Sociale media	Laat de constante vergelijking met anderen los.	Vermindert sociale angst en bevordert een positief zelfbeeld.	Beperk de tijd die u besteedt aan sociale media, volg positieve accounts en onthoud dat de schijn op internet bedriegt.
Levensbeslissin gen	Laat de angst om slechte beslissinge n te nemen los.	Verhoogt het zelfvertrouwen en de besluitvorming .	Maak weloverwogen keuzes met de beschikbare informatie en accepteer dat onzekerheid bij het leven hoort.

Hoofdstuk 9

Oefen onthechting

Leren loslaten: emotionele onthechting begrijpen

Emotionele onthechting is, in psychologische termen, het vermogen om afstand te nemen van je emoties en gedachten. Het wordt algemeen beschouwd als een verdedigingsmechanisme dat door individuen wordt gebruikt om zichzelf te beschermen tegen letsel of emotionele ontreddering; Hoewel sommigen het misschien als een ondeugd interpreteren, moet erkend worden dat emotionele onthechting iemands geestelijke gezondheid op positieve of negatieve wijze kan beïnvloeden.

Er is één ding dat je onder de knie moet krijgen voordat je emotionele onthechting echt onder de knie kunt krijgen: het begrijpen. Emotionele onthechting betekent niet het onderdrukken of onderdrukken van emoties; het gaat veeleer om het herkennen en accepteren ervan zonder overweldigd te worden. Het gaat over het vinden van een balans tussen het herkennen van onze emoties en het niet toestaan dat ze de controle over ons leven overnemen. Wanneer we emotionele onthechting beoefenen, nemen we voldoende afstand van onze emoties om ze objectief te observeren. Dit geeft ons het vermogen om bedachtzaam te reageren in plaats van impulsief te reageren.

Emotionele onthechting is niet zo eenvoudig. Het is een van de meest complexe psychologische concepten, die een individu naar positieve of negatieve effecten op zijn eigen mentale welzijn kan leiden. In sommige gevallen kan dit zowel een verdedigingsmechanisme als een copingstrategie zijn; het verhindert echter ook dat mensen betekenisvolle relaties aangaan die hen vreugde en steun kunnen schenken. Om te begrijpen of emotionele onthechting voor of tegen u werkt, is veel zelfbewustzijn en terugblik op verschillende momenten in uw leven vereist. Als dit ooit problematisch wordt, is het noodzakelijk om professionele hulp te zoeken.

Geniet van de voordelen van emotionele onthechting.

Als we het over evolutie hebben, kan het heel nuttig zijn om verder te gaan dan alleen de fysieke aspecten van ons leven en onthechting te bereiken. Dit kan zeer gunstig zijn voor het mentale en emotionele welzijn. Het is gebleken dat onthechting een positieve bijdrage levert aan verbeterde cognitieve vaardigheden , het verminderen van stress en angst, het verbeteren van interpersoonlijke relaties met anderen en de veerkracht. Het is door onthechting dat we op alle gebieden van ons leven kunnen gedijen. Het is eigenlijk een simpele keuze: waarom probeer je het niet? Begin met het bewust loslaten van je gehechtheden, het toepassen van de kunst van het onthechten, en laat je aangenaam verrassen door de manier waarop dit je leven verandert.

Onthechting is een middel dat ons beslissingsvermogen aanzienlijk kan vergroten. Wanneer we ons losmaken van emoties en gehechtheden, kunnen we een ander, objectiever perspectief krijgen. En deze objectiviteit stelt ons in staat beslissingen te nemen op basis van rationaliteit en logica, in plaats van te worden beïnvloed door onze persoonlijke vooroordelen of onze gehechtheid aan anderen. Laten we bijvoorbeeld zeggen dat u overweegt om in een bepaald aandeel te beleggen, maar dat u er een emotionele band mee heeft vanwege wat er eerder is gebeurd. Door u los te maken van deze emoties, kunt u de belegging objectief beoordelen en zo een beter geïnformeerde beslissing nemen, zonder dat u wordt beïnvloed door gebeurtenissen uit het verleden.

Een van de belangrijkste voordelen van onthechting is dat het stress en angst vermindert. Vaak merken we dat we te gehecht zijn aan resultaten, verwachtingen of de mening van anderen;

onthechting hiervan kan ons verlossen van de voortdurende zorgen over wat ons te wachten staat en ons in staat stellen ons te concentreren op het huidige moment. Als u zich bijvoorbeeld losmaakt van de verwachtingen over de uitkomst van een sollicitatiegesprek en u concentreert op het beste van uzelf geven tijdens het sollicitatiegesprek zelf, kunt u zich minder angstig voelen. Interessant genoeg resulteert een dergelijke aanpak vaak in betere prestaties met lagere angstniveaus.

Sluit u af van verwachtingen en resultaten.

Neem bijvoorbeeld een sterke gehechtheid aan een uitkomst op het werk, zoals het streven naar promotie. Probeer in plaats daarvan jezelf los te maken van die specifieke uitkomst en je te concentreren op het beste van jezelf geven in het heden: erken dat er factoren zijn waar je geen controle over hebt en dat de dingen niet altijd zullen gaan zoals je had gehoopt. Het loslaten van gehechtheid en het verwelkomen van acceptatie betekent loslaten van wat had kunnen zijn en je openstellen voor wat zou kunnen zijn: er ontstaan nieuwe mogelijkheden en kansen.

Elon Musk, de visionaire ondernemer die SpaceX en Tesla heeft opgericht, belichaamt onthechting als een strategie voor succes. Hoewel hij bekend staat om zijn gedurfde doelen en zijn compromisloze drang naar innovatie, blijft Musk paradoxaal genoeg afstandelijk van resultaten. Hij erkent dat falen onvermijdelijk is en gaat zelfs zo ver dat hij openlijk toegeeft dat hij bereid is te falen om onbekende gebieden te verkennen. Deze onthechting voorkomt dat hij overweldigd wordt door de angst om te falen en stelt hem in staat zijn energie alleen te kanaliseren naar het bereiken van zijn doelen, en niet per se naar succes.

Stel grenzen in relaties om een gezond evenwicht te behouden.

Grenzen zijn, eenmaal vastgesteld, een teken van gezonde interpersoonlijke relaties, gebaseerd op gelijkheid en wederzijds respect. We beschermen ons emotionele zelf door deze lijnen te trekken en de structuur van onze relaties in stand te houden. Hier volgen enkele tips om deze aanpak bij te werken:

Het trekken van gezonde grenzen is essentieel voor het bereiken van een emotioneel evenwicht dat effectieve communicatie mogelijk maakt, wat leidt tot het bevorderen van conflictbeheersing in relaties waarin beide partijen zich op hun gemak voelen omdat aan hun persoonlijke behoeften wordt voldaan terwijl ze nog steeds voor zichzelf zorgen: met andere woorden, het stellen van grenzen impliceert zelfbewustzijn.

door zelfgerichtheid, wederzijds vertrouwen en respect, en persoonlijke verantwoordelijkheid.

Het stellen van beperkingen kan een belemmering zijn omdat het moeilijk is; het stelt u echter in staat uw hulpbronnen te behouden en gezonde relaties te onderhouden. Door goed gedefinieerde grenzen te stellen, zijn we in staat vorm te geven aan wie we zijn als individu en aan anderen te laten weten wat we goed of afkeuren. Hierdoor kunnen we ons gerespecteerd en gewaardeerd voelen in onze interacties. Verwachtingen beheren, focus op acceptatie.

Acceptatie leren betekent ook begrijpen hoe we verschillen en conflicten met gratie en mededogen kunnen gebruiken. We proberen onze partners niet te veranderen of te dwingen zich aan te passen aan wie wij willen dat ze zijn; het waarderen van hun unieke perspectieven en ervaringen kan ons dichter bij het vinden van wederzijdse verbinding en respect brengen, wat voortkomt uit het begrijpen van hun perspectief.

Woede is een onderdeel van de fasen van acceptatie; accepteer het door jezelf niet de schuld te geven dat je het voelt, maar verwelkom het in plaats daarvan. Geef het de ruimte en de tijd om af te nemen, te kalmeren en te verdwijnen, en handel dan op een manier die zowel positief als constructief is.

Zelfcompassie speelt een centrale rol bij het beheersen van emoties, omdat het je in staat stelt jezelf volledig te accepteren, met alle positieve en negatieve emoties. Dit bevordert een positieve houding, zelfs in moeilijke tijden, voedt het gevoel van eigenwaarde en cultiveert optimisme in zelfbespreking, wat essentieel is voor het overwinnen van obstakels die op uw pad komen. Het leven heeft zijn eigen manier van werken: leer erin te geloven.

En daardoor zul je geleidelijk worden wat je wilt zijn, zonder angst en zonder aarzeling. "Ik heb ervoor gekozen om mijn leven op een andere manier te leven, waarbij ik beslissingen niet alleen neem op basis van wat ik wil, maar nog belangrijker, op basis van wat ik niet langer wil."

Ontwikkel vertrouwen in jezelf en in de kosmos. Het opgeven van de controle houdt in dat je vertrouwen hebt in je eigen kunnen en erop vertrouwt dat het universum aan jouw kant staat. Geloof in je innerlijke kracht en vindingrijkheid om elk obstakel dat je pad kruist te overwinnen; vertrouw op het kosmische ontwerp voor jou, zelfs als het vaag lijkt. Wanneer het vertrouwen in jezelf en in het universum is gevestigd, is er geen dwang meer om alle gevolgen te manipuleren: loop gewoon het onbekende tegemoet zonder je vast te klampen aan controle, maar met de overtuiging dat je wordt ondersteund door iets dat groter is dan jijzelf.

Verschijning	Beschrijving	Waarom het ertoe doet	Hoe het toe te passen
Acceptatie van vergankelijkheid	Erken dat alles in het leven tijdelijk is.	Helpt het huidige moment te waarderen en gehechtheid te verminderen .	Beoefen meditatie over vergankelijkheid, denk na over de vluchtige aard van situaties en bezittingen.
Lagere verwachtingen	Verminder de verwachting en van anderen en situaties.	Voorkomt teleurstelling en en bevordert de flexibiliteit.	Het stellen van realistische verwachtingen, waarbij u zich concentreert op uw eigen acties in plaats van die van anderen.
Vereenvoudiging van het leven	Verminder materiële bezittingen en onnodige	Bevordert mentale helderheid en vermindert stress.	Oefen minimalisme, sorteer regelmatig uw bezittingen en zeg nee tegen niet-

			essentiële verplichtingen.
	verplichting en.		
Zelfcompassie	Wees lief voor jezelf en je fouten.	Vermindert zelfkritiek en bevordert zelfacceptatie .	Oefen positieve affirmaties, vergeef jezelf voor je fouten en vier je kleine overwinningen.
Balans tussen werk en privéleven	Laat werk niet elk aspect van uw leven domineren.	Behoudt de geestelijke gezondheid en verbetert persoonlijke relaties.	Stel duidelijke grenzen tussen werk en privéleven, maak tijd vrij voor hobby's en sociale activiteiten.
Mindfulness	Focus op het huidige moment zonder oordeel.	Vermindert stress en verbetert de mentale helderheid.	Oefen mindfulness-meditatie, integreer momenten van mindfulness in de dag.
Emotionele afstand	Leer je emoties te observeren zonder je ermee te identificeren .	Helpt emoties op een gezonde manier te beheersen en impulsieve reacties te voorkomen.	Oefen meditatie en persoonlijke reflectie om je emoties op een afstandelijke manier te observeren.

Zelfreflectie	Denk regelmatig na over uw daden en gedachten.	Bevordert een beter begrip van zichzelf en motivaties.	Houd een dagboek bij en maak regelmatig de balans op van uw daden en gedachten.
Technologische ontkoppeling	Verminder de tijd die u besteedt aan elektronische apparaten en sociale media.	Vermindert afleiding en verbetert de slaapkwaliteit.	Stel tijdslots in zonder schermen, oefen buitenactiviteiten.
Pardon	Laat wrok jegens uzelf en anderen los.	Bevordert innerlijke vrede en meer harmonieuze relaties.	Oefen oprechte vergeving, waarbij u zich concentreert op de positieve aspecten van anderen en uzelf.
Oefening van dankbaarheid	Focus op de positieve aspecten van het leven.	Verbetert de stemming en bevordert een positieve kijk.	Houd een dankbaarheidsdagboek bij en betuig regelmatig dankbaarheid jegens anderen.

30 dagen programma

Dag 1:

- **Doel:** Begrijp het concept van loslaten.
- **Actie:** Lees een artikel of boekhoofdstuk over loslaten.
- **Verwerking:** Schrijf in een dagboek wat loslaten voor jou betekent.

Dag 2:

- **Doel:** Word je bewust van je gehechtheden.
- **Actie:** Maak een lijst van alle dingen, mensen en situaties waaraan u gehecht bent.
- **Reflectie:** Identificeer de factoren die de meeste stress veroorzaken.

Dag 3:

- **Doel:** Mindfulness beoefenen.
- **Actie:** Doe een geleide meditatie van 10 minuten, gericht op mindfulness.
- **Reflectie:** Merk op hoe je je voelt na de meditatie.

Dag 4:

- **Doel:** Identificeer onrealistische verwachtingen.
- **Actie:** Maak een lijst van uw verwachtingen van uzelf en anderen.
- **Reflectie:** Denk na over verwachtingen die onrealistisch zijn of bronnen van stress zijn.

Dag 5:

- **Doel:** Accepteer onzekerheid.
- **Actie:** Breng 10 minuten door in meditatie en accepteer het idee dat alles vergankelijk is.
- **Reflectie:** Schrijf een situatie op waarin onzekerheid je stress bezorgde en hoe het accepteren daarvan zou kunnen helpen.

Dag 6:

- **Doel:** Zelfcompassie ontwikkelen .
- **Actie:** Schrijf een zorgzame brief aan jezelf.
- **Verwerking:** Lees de brief hardop en schrijf je gevoelens op.

Dag 7:

- **Doel:** Rust en reflectie.
- **Actie:** Lees uw wekelijkse krant opnieuw.
- **Reflectie:** Noteer de belangrijkste lessen en gebieden voor verbetering.

Week 2: Praktische technieken

Dag 8:

- **Doel:** Oefen met bewust ademhalen.
- **Actie:** Doe een 4-7-8 ademhalingsoefening (4 seconden inademen, 7 seconden vasthouden, 8 seconden uitademen).
- **Reflectie:** Merk de impact van deze oefening op je mentale toestand op.

Dag 9:

- **Doel:** Vereenvoudig uw omgeving.
- **Actie:** Ruim een ruimte in uw huis op (bijvoorbeeld kantoor, kast).
- **Reflectie:** Merk op hoe deze vereenvoudigde ruimte uw gemoedstoestand beïnvloedt.

Dag 10:

- **Doel:** Oefen dankbaarheid.
- **Actie:** Schrijf drie dingen op waar je dankbaar voor bent.
- **Verwerking:** Merk op hoe het beoefenen van dankbaarheid je humeur beïnvloedt.

Dag 11:

- **Doel:** gezonde grenzen stellen.
- **Actie:** Identificeer een situatie waarin u grenzen moet stellen en doe dat.
- **Reflectie:** Schrijf de resultaten en uw gevoelens op nadat u grenzen heeft gesteld.

Dag 12:

- **Doel:** Leren vergeven.
- **Actie:** Kies een persoon die je wilt vergeven en schrijf een vergevingsbrief (je hoeft deze niet te versturen).
- **Verwerking:** Schrijf je gevoelens op nadat je de brief hebt geschreven.

Dag 13:

- **Doel:** Acceptatie oefenen.

- **Actie:** Besteed tijd aan het mediteren over een situatie die u niet kunt veranderen.
- **Verwerking:** Schrijf je gedachten en gevoelens over deze situatie na de meditatie op.

Dag 14:

- **Doel:** Rust en reflectie.
- **Actie:** Lees uw wekelijkse krant opnieuw.
- **Reflectie:** Noteer de geboekte vooruitgang en de uitdagingen die we tegenkwamen.

Week 3: Nieuwe gewoonten ontwikkelen

Dag 15:

- **Doel:** Ontwikkel een meditatieroutine.
- **Actie:** Neem elke ochtend een meditatie van 10 minuten.
- **Reflectie:** Merk de impact op van ochtendmeditatie op je dag.

Dag 16:

- **Doel:** Oefen met digitale ontkoppeling.
- **Actie:** Breng een dag door zonder sociale media.
- **Reflectie:** Merk op hoe deze ontkoppeling uw geest en uw productiviteit beïnvloedt.

Dag 17:

- **Doel:** Gezonde relaties cultiveren.
- **Actie:** Plan wat quality time in met een vriend of familielid.

- **Reflectie:** Merk op hoe deze quality time uw welzijn heeft beïnvloed.

Dag 18:

- **Doel:** Taken delegeren.
- **Actie:** Identificeer een taak die u kunt delegeren en voer deze uit.
- **Reflectie:** Schrijf de resultaten op en hoe u zich voelt na het delegeren.

Dag 19:

- **Doel:** Minimalisme beoefenen.
- **Actie:** Sorteer uw bezittingen en doneer wat u niet meer gebruikt.
- **Reflectie:** Merk op hoe deze daad van minimalisme je mentale toestand beïnvloedt.

Dag 20:

- **Doel:** Oefen met actief luisteren.
- **Actie:** Voer een gesprek door actief te luisteren zonder te onderbreken.
- **Reflectie:** Let op de verschillen in de kwaliteit van het gesprek en uw gevoelens.

Dag 21:

- **Doel:** Rust en reflectie.
- **Actie:** Lees uw wekelijkse krant opnieuw.
- **Reflectie:** Noteer de belangrijkste lessen en gebieden voor verbetering.

Week 4: Integratie en versterking

Dag 22:

- **Doelstelling:** Zelfreflectie versterken .
- **Actie:** Besteed 20 minuten aan zelfreflectie over uw voortgang.
- **Reflectie:** Noteer de gebieden waarop u de meeste vooruitgang heeft geboekt en de gebieden waar nog meer werk nodig is.

Dag 23:

- **Doel:** Ademhalingsoefeningen integreren.
- **Actie:** Oefen drie keer per dag met 4-7-8 ademhalen.
- **Reflectie:** Merk op hoe deze ademhalingspauzes uw stressniveau beïnvloeden.

Dag 24:

- **Doel:** Zorg voor gezonde grenzen.
- **Actie:** Evalueer de grenzen die u heeft vastgesteld opnieuw en pas deze aan.
- **Reflectie:** Merk de effecten op van aangepaste grenzen op uw relaties en welzijn.

Dag 25:

- **Doel:** Blijf vergeving beoefenen.
- **Actie:** Denk na over een andere persoon of situatie om te vergeven en schrijf een vergevingsbrief.
- **Verwerking:** Schrijf je gevoelens op na deze vergevingsoefening.

Dag 26:

- **Doel:** Oefen dagelijkse dankbaarheid.
- **Actie:** houd een dankbaarheidsdagboek bij en voeg elke dag drie nieuwe dingen toe.
- **Reflectie:** Let op de impact van deze oefening op uw humeur en perspectief.

Dag 27:

- **Doel:** Versterken van de dagelijkse meditatie.
- **Actie:** Verhoog uw meditatietijd tot 15 minuten.
- **Verwerking:** Merk op hoe deze verlengde meditatietijd je kalmte en mentale helderheid beïnvloedt.

Dag 28:

- **Doel:** Nieuwe technieken voor loslaten leren.
- **Actie:** Lees een artikel of luister naar een podcast over een nieuwe loslaattechniek.
- **Reflectie:** Schrijf op hoe je deze nieuwe techniek in je leven kunt integreren.

Dag 29:

- **Doel:** Het beoordelen van de algehele voortgang.
- **Actie:** Lees uw volledige dagboek van 30 dagen opnieuw.
- **Reflectie:** Noteer de belangrijkste lessen, overwonnen uitdagingen en de meest effectieve technieken voor jou.

Dag 30:

- **Doel:** Plan voor de toekomst.

- **Actie:** Stel een plan op om te blijven oefenen met loslaten na 30 dagen.

- **Reflectie:** Schrijf uw langetermijndoelen op om loslaten in uw dagelijks leven te integreren.

QUIZ

Vraag 1

Wat is loslaten?

A. Laat alle verantwoordelijkheden varen

B. Je emotioneel losmaken van dingen waar je geen controle over hebt

C. Je hoeft je nergens meer zorgen over te maken

D. Vermijd alle stressvolle situaties

Vraag 2

Welke praktijk kan helpen stress te verminderen en loslaten te bevorderen?

A. Lichaamsbeweging

B. Meditatie

C. Snoepjes eten

D. Kijk de hele dag tv

Vraag 3

Waarom is het belangrijk om persoonlijke grenzen te stellen?

A. Om anderen te controleren

B. Om het nemen van beslissingen te vermijden

C. Om iemands welzijn te beschermen en overwerk te voorkomen

D. Om superioriteit te tonen

Vraag 4

Wat is een goede manier om zelfcompassie te oefenen ?

A. Bekritiseer uzelf hard voor elke fout

B. Praat vriendelijk met elkaar zoals je met een vriend zou doen

C. Je emoties negeren

D. Doen alsof je altijd perfect bent

Vraag 5

Hoe kan dankbaarheid je helpen los te laten?

A. Door verwachtingen van anderen te wekken

B. Focussen op de positieve kanten en het verminderen van stress

C. Jezelf voortdurend vergelijken met anderen

D. Door meer materiële bezittingen te verzamelen

Vraag 6

Welke techniek kan worden gebruikt om het zenuwstelsel te kalmeren en angst te verminderen?

A. Diep ademhalen

B. Drink koffie

C. Het eten van gekruid voedsel

D. Werk harder

Vraag 7

Waarom is het nuttig om taken te delegeren?

A. Om verantwoordelijkheden kwijt te raken

B. Om de werkdruk te verminderen en burn-out te voorkomen

C. Om indruk te maken op anderen

D. Om helemaal niet te hoeven werken

Vraag 8

Wat is een goede gewoonte om situaties te accepteren die je niet kunt veranderen?

A. Voortdurend klagen

B. Meditatie over vergankelijkheid

C. Proberen alles onder controle te houden

D. Negeer de situatie volledig

Vraag 9

Hoe kan de beoefening van vergeving bijdragen aan loslaten?

A. Door toe te staan dat wrok wordt losgelaten en innerlijke vrede wordt gevonden

B. Het vermijden van mensen die ons pijn hebben gedaan

C. Door voortdurend te piekeren over onrechtvaardigheden uit het verleden

D. Op zoek naar wraak

Vraag 10

Wat is de rol van mindfulness in het proces van loslaten?

A. Focus op de toekomst en haar onzekerheden

B. Focus op het huidige moment zonder oordeel

C. Het voortdurend opnieuw beleven van fouten uit het verleden

D. Je emoties en gedachten negeren

Quiz-antwoorden

1. B. Je emotioneel losmaken van dingen waar je geen controle over hebt
2. B. Meditatie
3. C. Om iemands welzijn te beschermen en overwerk te voorkomen
4. B. Praat vriendelijk met elkaar zoals je met een vriend zou doen
5. B. Focussen op de positieve kanten en het verminderen van stress
6. A. Diep ademhalen
7. A. Om de werkdruk te verminderen en burn-out te voorkomen
8. A. Meditatie over vergankelijkheid
9. A. Door toe te staan dat wrok wordt losgelaten en innerlijke vrede wordt gevonden
10. A. Focus op het huidige moment zonder oordeel

Conclusie

Leren loslaten is een levenslange reis, een daad van vertrouwen in jezelf en het universum. Op de bladzijden van dit boek hebben we de vele dimensies van deze essentiële praktijk onderzocht. We ontdekten hoe loslaten ons leven kan transformeren, stress kan verminderen, onze mentale en emotionele gezondheid kan verbeteren en ons kan helpen authentieker en vreugdevoller te leven.

Loslaten betekent niet dat we onze verantwoordelijkheden of ambities opgeven, maar eerder dat we onze greep verliezen op de dingen waar we geen controle over hebben. Het is het accepteren van de vergankelijkheid van het leven, het cultiveren van mindfulness en het vinden van innerlijke vrede door onzekerheid te omarmen.

Deze reis naar loslaten vereist moed, geduld en zelfcompassie. Het is een toewijding om elke dag te leven met een hernieuwde intentie om jezelf te bevrijden van de ketenen van het verleden en de angsten voor de toekomst, om je volledig te concentreren op het huidige moment.

Kortom, loslaten is een daad van bevrijding. Het is een bewuste beslissing om met meer lichtheid en rust te leven. Door de praktijken en reflecties uit dit boek te integreren, kun je beginnen je leven stap voor stap te transformeren en ruimte te creëren voor vrede, vreugde en persoonlijke groei.

Ik moedig je aan om deze reis met vastberadenheid en zachtmoedigheid voort te zetten. Elke kleine stap telt en elke inspanning brengt je dichter bij een vrijer en meer vervuld leven. Moge dit boek een bron van inspiratie en begeleiding zijn op jouw pad naar loslaten.

Bedankt dat je mij hebt vergezeld op deze verkenning. Moge je op elk moment vrede en vreugde vinden, en mag loslaten een constante bron van kracht en sereniteit in je leven worden.

Met vriendelijkheid en dankbaarheid

Wat vond je ervan?

Het helpt ons enorm als u uw recensie over het boek op Amazon achterlaat, ook al is deze kort.

Dus ook al zijn het maar een paar woorden, ik zou het zeer op prijs stellen als u mij uw gevoelens in een reactie achterlaat.

Scan hiervoor de onderstaande QR-code of log in op uw Amazon-account, klik op Bestellingen, zoek dit boek en klik ten slotte op de knop Schrijf een recensie.

Bedankt

Ik wil graag mijn dank uitspreken aan de mensen die dit boek mogelijk hebben gemaakt.

Ik bedank ook mijn vrienden die een belangrijke inspiratiebron zijn geweest met betrekking tot de problemen die ik dagelijks tegenkom. Het delen van onze ervaringen was vanuit persoonlijk oogpunt zeer verrijkend.

Bedankt aan de lezers, in de hoop dat dit boek je de sleutels kan geven om te leren loslaten.

Copyright

www.ingramcontent.com/pod-product-compliance
Lightning Source LLC
Chambersburg PA
CBHW071026250726
48653CB00005B/1725